Isabel Morelli

ByeBye Pille

In 4 Schritten zurück zur Balance

VauVerlag

HAFTUNGSAUSSCHLUSS

Es ist nicht Zweck dieses Buches, dir medizinischen Rat zu geben, Diagnosen zu stellen oder dich davon abzuhalten, zu einem Arzt zu gehen. Du solltest Informationen aus diesen Seiten niemals als alleinige Quelle für gesundheitsbezogene Entscheidungen verwenden. Bei gesundheitlichen Beschwerden frage einen anerkannten Therapeuten, Arzt oder Apotheker. Die Artikel und Aufsätze dieser Seiten werden ohne direkte medizinisch-redaktionelle Begleitung und Kontrolle bereitgestellt. Bitte niemals Medikamente (Heilkräuter eingeschlossen) ohne Absprache mit einem Therapeuten, Arzt oder Apotheker einnehmen. Die Informationen sind nach bestem Wissen und Gewissen zusammengestellt, ich hafte jedoch nicht für etwaige Schwangerschaften oder gesundheitliche Beschwerden, die in Folge dieser oder anderer Informationen entstehen. Die Leserin ist für ihre physische und psychische Gesundheit in vollem Umfang selbst verantwortlich. Sämtliche Maßnahmen, die die Leserin aufgrund des Buches durchführt, liegen in ihrem eigenen Verantwortungsbereich.

Im Text enthaltene externe Links konnten nur bis zum Zeitpunkt der Buchveröffentlichung eingesehen werden, darauf weist der Verlag ausdrücklich hin. Der Verlag hat auf spätere Veränderungen keinen Einfluss und ist daher von der Haftung ausgeschlossen.

Die Autorin als auch der Verlag haben die Inhalte dieses Buches mit größtmöglicher Sorgfalt erarbeitet, recherchiert und überprüft. Dennoch kann eine Garantie weder von der Autorin noch vom Verlag übernommen werden. Zudem wird eine Haftung für irgendwelche Sach-, Personen- und Vermögensschäden von Seiten des Verlags sowie der Verfasserin ausgeschlossen.

1. Auflage 2018
Umschlaggestaltung: Isabel Morelli
Satz und Lektorat: Brigitte Ott

Verlag: VauVerlag, Obertshausen
Druck: WIRmachenDRUCK GmbH
Fotos: Isabel Morelli
Umschlagfoto: Toeps, iStock by Getty Images
Produktbilder: Daysy - M.I.S.S. GmbH, myWay - UEBE Medical GmbH, (S. 116)
Printed in Germany

ISBN 978-3-947655-00-7

Vorwort

Als Frau seinen Körper verstehen lernen...
Isabel Morelli, Autorin und Bloggerin, wird mit ihrem Buch
„ByeBye Pille" diesem Anspruch mehr als gerecht.
Im hormonellen Dschungel werden viele Botschaften des Körpers falsch
interpretiert, bleiben versteckt hinter dicken Bäumen und
bekommen nicht die Aufmerksamkeit,
die die Natur uns zeigen will.

Als Heilpraktikerin begrüße ich die konstruktive Auseinandersetzung
der Frauen, nicht mehr sofort und kritiklos die Pille einzunehmen.
Alternativen gibt es viele, doch die benötigen Zeit und eben Wissen.

Dieses Buch ist ein wichtiger Schritt darauf zu.
Es ist weit mehr als ein „Absetz-Guide",
sondern bringt Frau mit ihrem Körper in Einklang.
Präzise und treffend formuliert Isabel Morelli die wichtigen Botschaften
unserer Entgiftungsorgane, der Schilddrüse, der Vitalstoffe und vielen mehr,
die uns Frauen mehr Wohlbefinden bringen.
In meiner Praxis empfehle ich das Buch gern und oft.

Andrea Mohr
Heilpraktikerin
Praxis für Frauengesundheit, Kronberg im Taunus

Meine persönliche Liebeserklärung an die Weiblichkeit.
Das Wissen um den weiblichen Zyklus mit all seinen
großartigen Facetten und intelligenten körperlichen Vorgängen
ist die Grundvoraussetzung für ein selbstverantwortliches Leben.
Insbesondere in Bezug auf Wohlbefinden,
Gesundheit, Sexualität und Verhütung.
Emanzipation 2.0.

Isabel Morelli

pillenlos · glücklich · gesund
#byebyepille

INHALTSVERZEICHNIS

VERSTEHEN

VORBEREITEN

ENTLASTEN

UNTERSTÜTZEN

INFORMATIONEN

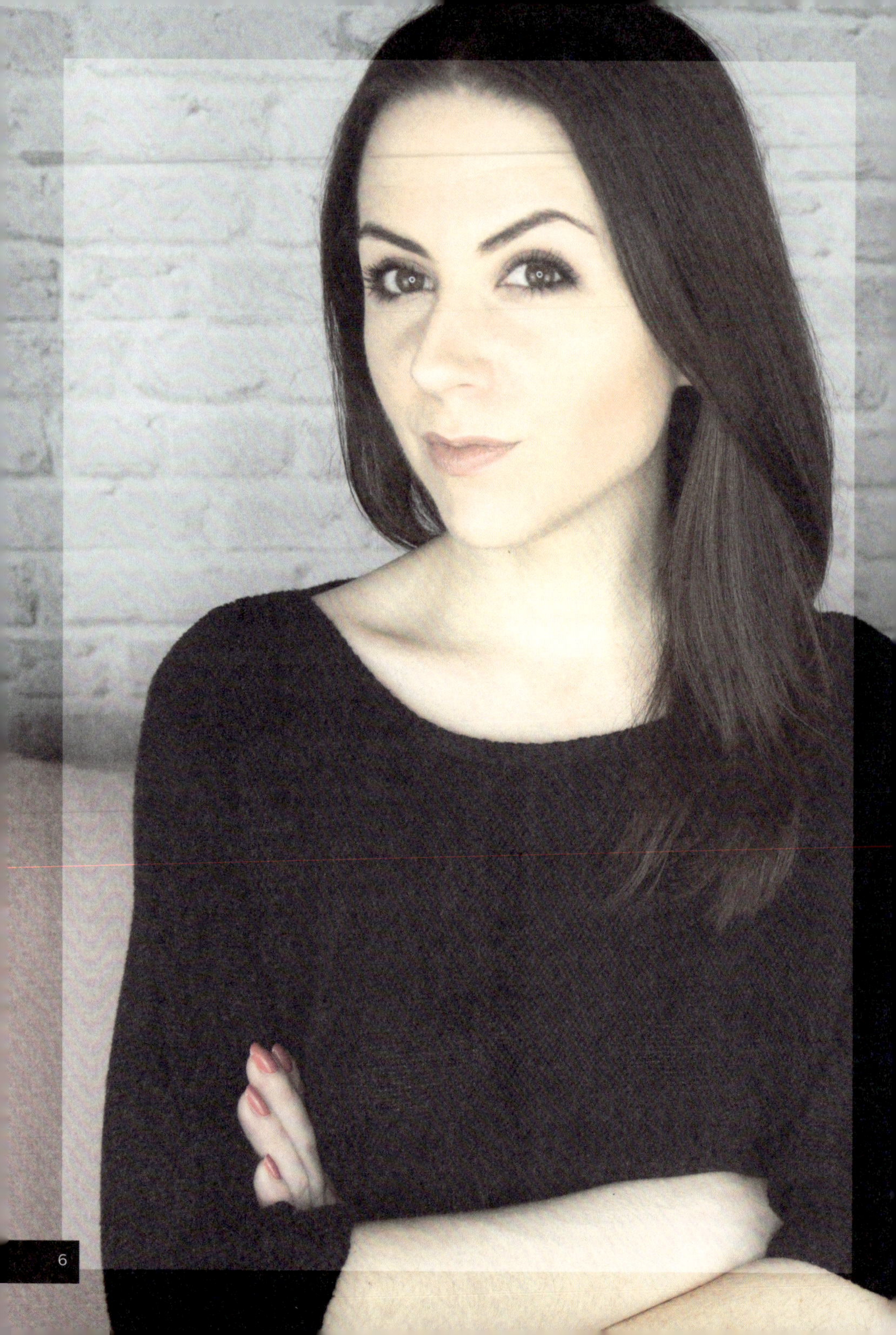

Wie viele meiner Generation bekam ich die erste Pille bereits mit 13 Jahren. Nach vielen wechselnden Präparaten und einer kurzen Bekanntschaft mit der 3-Monats-spritze entschloss ich mich mit 21 Jahren, die hormonelle Verhütung an den Nagel zu hängen. Doch erst danach begann mein Leidensweg.

Die darauf folgenden 5 Jahre war ich Stammgast in den Praxen diverser Fachärzte und bekam eine Diagnose nach der anderen. Mein gesamter Körper spielte verrückt, keine Behandlung funktionierte, und es kamen immer mehr Diagnosen hinzu: Amenorrhoe, PCO-Syndrom, Nebennierenschwäche, Schilddrüsenunterfunktion oder vielleicht doch Hashimoto?

Nachdem mein Zustand von Behandlung zu Behandlung immer schlimmer wurde und ich zum Schluss im Alter von nur 25 Jahren postmenopausale Hormonwerte hatte, fasste ich einen Entschluss:

Ich wollte selbst Verantwortung für meine Gesundheit übernehmen. Ich wollte genau wissen, was die letzten Jahre mit meinem Körper passiert ist, Zusammenhänge verstehen und die Ursachen finden. So kehrte ich den schulmedizinischen Methoden den Rücken zu.

Ich studierte bergeweise Literatur über Hormone, Endokrinologie, den weiblichen Körper und natürliche Behandlungsmethoden. Ich schaffte es, meinen gesamten Krankheitsverlauf zu rekonstruieren, mir selbst zu helfen und eine auf meine Situation zugeschnittene Unterstützung von Heilpraktikern zu finden.

Mit meinen Erfahrungen und meinem Wissen helfe ich nun anderen Frauen und versuche, sie bestmöglich zu unterstützen, um sie vor einem ähnlichen Leidensweg zu bewahren.

Allein mit der Veröffentlichung meines Blogs habe ich bereits vielen Frauen helfen können, ihre Symptome zu deuten, ihren Körper zu verstehen und bestmögliche Lösungen zu finden.

In diesem Ratgeber steckt jede Menge Arbeit, Zeit, Liebe und Herzblut, aber vor allem viele hilfreiche Tipps, Wissen rund um den weiblichen Zyklus und die besten Wege, den Körper nach dem Absetzen hormoneller Verhütung wieder in Balance zu bringen.

NOCH EIN PAAR WORTE VORAB...

Schön, dass du dich für dieses Buch entschieden hast. Mit deinem Kauf hast du schon mal bewiesen, dass du deine Gesundheit ernst nimmst und bereit bist, etwas für deinen Körper zu tun. Das ist großartig!

Ich habe versucht, in diesem Guide so viele Informationen wie nur irgend möglich kompakt und verständlich für dich zusammenzutragen. Es ist wichtig, dass du dir die Zeit nimmst, auch wirklich alles zu lesen, um die Zusammenhänge zu verstehen. Dieses Buch ist in 4 Kategorien unterteilt, die ich dir gerne kurz erklären möchte.

VERSTEHEN

Dieses Kapitel ist mir persönlich sehr wichtig, denn bevor du beginnst, deinen Körper zu entlasten, Vitamine einzunehmen oder irgendetwas unternimmst, solltest du verstehen, warum du das tust. Ich erkläre dir also genau, wie die Pille in deinem Körper wirkt, welche Organe von ihr beeinflusst werden und was das mit dir und deiner Gesundheit machen kann. Dieses Wissen ist dringend notwendig, um zu verstehen, warum wir die nächsten Schritte gemeinsam gehen.

VORBEREITEN

In diesem Kapitel geht es darum, sich auf die kommenden Wochen vorzubereiten. Was benötigst du? Was solltest du vorher noch erledigen? Das erfährst du in diesem Kapitel.

ENTLASTEN

Hier beginnt der eigentliche Vorgang. Es startet damit, dass du deinen Körper bestmöglich entlastet, damit er genügend verfügbare Kräfte hat, die synthetischen Hormone der Pille zu entgiften und schnellstmöglich wieder zurück zur Normalität findet.

UNTERSTÜTZEN

Hast du es geschafft, deinen Körper zu entlasten, kannst du damit beginnen, ihn zu unterstützen. Wie dir das am besten gelingt, welche Hilfsmittel dir dafür zur Verfügung stehen und was du dafür tun kannst, findest du ausführlich in diesem Kapitel.

MEIN PERSÖNLICHER RAT

Dieses Buch gibt dir unheimlich viele Informationen, die dich anfangs vielleicht ein bisschen überrollen. Bitte, bitte... wirf niemals die Flinte ins Korn. Du musst nicht sofort alles umsetzen, was hier geschrieben steht.

Am besten machst du dir einen Plan und setzt dir genaue Ziele, welche Tipps du zu welchem Zeitpunkt umsetzen möchtest. Denn es bringt deinem Körper nichts, wenn du dich unter Druck setzt!

Also gehe es langsam an, setze dir Ziele und versuche, sie Step by Step in deinem eigenen Tempo umzusetzen. Selbst der kleinste Schritt für dich ist ein riesiger Schritt für deinen Körper!

Ich wünsche dir viel Erfolg und alles Gute!

? ? ?

MUSS ICH DEN BLISTER ZU ENDE NEHMEN?

Das ist dir überlassen. Du musst ihn nicht zu Ende nehmen, aber du solltest, wenn du dich damit wohler fühlst. Grundsätzlich ist es aber so, dass der "Zyklus", den die Pille vortäuscht, eigentlich gar keiner ist. Die Blutung, die in der Pillenpause auftritt, ist auch keine Periode, sondern eine Abbruchblutung. Daher ist es nicht entscheidend, wann du sie absetzt. Nur achte bitte darauf, dass du mindestens 5 Tage vor dem Absetzen keinen ungeschützten Geschlechtsverkehr hattest.

KANN ICH DIREKT NACH DEM ABSETZEN SCHWANGER WERDEN?

Theoretisch ja. Bei manchen Frauen ist es schon vorgekommen, dass der Eisprung unmittelbar nach dem Absetzen der Pille wieder eingesetzt hat. Findet eine Ovulation statt, kann man auch schwanger werden.

WIE LANGE BLEIBEN DIE HORMONE IM KÖRPER?

Den größten Teil der synthetischen Hormone der Pille scheidet der Körper nach ca. drei Monaten aus. Ein kleiner Teil kann aber durchaus mehrere Monate oder sogar Jahre im Körper bzw. im Gewebe bleiben.

WIE LANGE DAUERT ES, BIS DER KÖRPER SICH ERHOLT HAT?

Das lässt sich leider nicht pauschal sagen. Jede Frau und jeder Körper reagieren auf das Absetzen anders. Dabei spielen viele Faktoren eine Rolle, wie z. B. der gesundheitliche Zustand vor Beginn der Einnahme, wie gut der Körper entgiften kann, das Alter der ersten Pilleneinnahme und einige mehr. Bei manchen Frauen regeneriert sich der Körper innerhalb weniger Wochen, bei anderen dauert es über ein Jahr. Je besser der Körper unterstützt wird, umso schneller wird es gelingen.

???

MUSS ICH DAS ABSETZEN MIT MEINEM GYNÄKOLOGEN BESPRECHEN?

Wenn du keine hormonellen Vorerkrankungen hast, die mittels Pille behandelt wurden, wie z.B. PCOS oder Endometriose, musst du es nicht mit deinem Gynäkologen besprechen.

WIE LANGE SOLL ICH DEN KÖRPER UNTERSTÜTZEN?

Solltest du unmittelbar nach dem Absetzen damit beginnen, würde ich dir raten, ihn mindestens die ersten drei Monate zu unterstützen. Das ist die Zeit, in der in deinem Körper das meiste passiert. Hast du die Pille schon vor einiger Zeit abgesetzt und möchtest jetzt nachhelfen, würde ich die Unterstützung so lange durchführen, bist du selbst merkst, dass deine Beschwerden allmählich verschwinden.

HILFT ES AUCH BEI AKNE UND HAARAUSFALL?

Ja. Die häufigsten Ursachen für Akne und Haarausfall finden sich tatsächlich im Bereich Leber, Darm und Hormonungleichgewicht. All diese Themen werden ausführlich besprochen.

KANN ICH DIE PILLE AUCH AUSSCHLEICHEN?

Nein! Denn das bringt deine Eierstöcke noch mehr durcheinander als sie es schon sind. Es gibt nur wenige Medikamente, die zum Ein- und Ausschleichen konzipiert sind, wie z. B. Schilddrüsenhormone oder Antidepressiva. Diese werden für diese Voraussetzung speziell entwickelt, sodass sie unbedenklich teilbar sind und dabei in jedem geteilten Stück die gleiche Menge an Wirkstoff vorweisen.

Die Pille gehört nicht dazu!

ready?

set...

GO!

Absetzen: Worauf muss ich mich einstellen?

Diese Frage quält so gut wie alle Frauen, die sich dazu entschließen, bye bye zur Pille zu sagen. Leider ist das Netz voller Horrorgeschichten, die sehr einschüchternd wirken können und deshalb viele Frauen vom Absetzen abhalten.

Eines sollte allerdings vorab klar sein: Nicht jede Frau bekommt überhaupt Beschwerden nach dem Absetzen!

1. Nebenwirkungen während der Einnahme verschwinden nach dem Absetzen

Solltest du zu den unglücklichen Fällen gehören und viele Nebenwirkungen während der Pilleneinnahme haben, kannst du dich freuen: Die meisten davon werden nach dem Absetzen wahrscheinlich verschwinden. Beispielsweise berichten viele Frauen mit Stimmungsschwankungen, Depressionen oder sogar Panikattacken von enormer Verbesserung ohne Pille. Das gleiche gilt für Gewichtszunahme oder Haarausfall durch die oralen Kontrazeptiva. In vielen Fällen hört das bereits kurze Zeit nach dem Absetzen auf.

2. Positive Veränderungen nach der Pille

Der Großteil meiner Blog-Leserinnen und die Mitglieder der Facebook-Community berichten mir von den gleichen positiven, beeindruckenden Veränderungen: Sie fühlen sich ausgeglichener, leichter, glücklicher, freier und einfach besser gelaunt. Viele berichten sogar davon, ein ganz neuer Mensch zu sein, das Leben mehr genießen zu können und rundum einfach zufriedener zu sein.

Ein weiterer positiver Aspekt ist natürlich die Erfahrung, seinen eigenen Körper endlich zu spüren, den eigenen Zyklus kennenzulernen und sich dadurch weiblicher zu fühlen. Offensichtlich wirkt sich das auch auf das andere Geschlecht aus, denn ich bekomme immer wieder Zuschriften von Frauen, die mir erzählen, wie attraktiv sie auf einmal auf Männer wirken. Dicht gefolgt von Berichten über Veränderungen, die man vielleicht gar nicht mit der Pille in Verbindung gebracht hätte. Beispielsweise verbesserte sich bei einigen die Sehqualität, andere konnten auf einmal besser riechen und schmecken. Wiederum andere bemerkten, dass sie auf einmal die Sonne besser vertragen und sogar braun werden statt rot.

Unterm Strich kann ich sagen, dass ich in den letzten zwei Jahren noch nicht eine Frau kennengelernt habe, die das Absetzen bereut hätte. Selbst die, bei denen es vorübergehend auch „negative" Erscheinungen gab, sind überwältigt von den positiven Veränderungen nach dem Absetzen der Pille.

3. Typische „Nebenwirkungen" des Absetzens

Ich möchte keinesfalls verschweigen, dass es durchaus auch einige „Nebenwirkungen" geben kann. Für den Körper bedeutet es eine große Umstellung, und unter Umständen hat die Zeit, in der du hormonell verhütet hast, an der ein oder anderen Stelle verbrannte Erde hinterlassen. Zu den typischsten Beschwerden gehören Haarausfall, schnell fettender Haaransatz, unreine Haut, ausbleibende Menstruation und unregelmäßige Zyklen. Einige wenige berichten auch in den ersten beiden Wochen ohne Pille von leichter Übelkeit, Schwindel und Müdigkeit. Diese Beschwerden halten sich bei den Betroffenen jedoch meist nicht sehr lange.

Jede Frau reagiert auf das Absetzen der Pille anders, und es ist nicht absehbar, ob du Beschwerden bekommst und falls ja, welche. Doch genau um diesen Problemen vorzubeugen, deinen Körper zu unterstützen und schnellstmöglich wieder auf Trab zu bringen, ist dieses Buch gedacht!

Nicht jede Frau bekommt Beschwerden nach dem Absetzen der Pille!

Warum Frauen so unterschiedlich reagieren ...

Wie bereits erwähnt, reagieren Frauen nach dem Absetzen der Pille total unterschiedlich. Die eine bekommt die größten Probleme, die andere merkt davon kaum etwas. Warum ist das so? Darüber habe ich mir lange Gedanken gemacht, viel recherchiert und festgestellt, dass es mehrere Faktoren gibt, die die Reaktion des Körpers beeinflussen.

DAS ALTER DER ERSTEN EINNAHME

Laut dem Pillen-Report der Techniker Krankenkasse 2015 war das jüngste Mädchen, dem die Pille verschrieben wurde, gerade mal 11 Jahre alt. Für eine Frau ist die körperliche Entwicklung während der Pubertät enorm wichtig, denn bei Frauen ist das hormonelle System um einiges komplexer als bei Männern. Es dauert Jahre, bis sich dieses System inkl. aller beteiligten Organe eingespielt hat und reibungslos läuft. Leider wissen das nur die wenigsten. In der Pubertät geht es um mehr als das Wachstum der Brüste, die erste Periode und die damit verbundene Geschlechtsreife. In dieser Zeit entwickelt der Körper ein Zusammenspiel, nämlich das Zusammenspiel der endokrinen Organe.

Zu diesem ausgeklügelten System gehören die Eierstöcke, die Schilddrüse, die Nebennieren, die Hypophyse (ein Teil des Gehirns), sogar Darm und Leber gehören dazu. Das alles unter einen Hut zu bekommen und einen funktionierenden Zyklus zu erschaffen, geht eben nicht von heute auf morgen, es dauert Jahre. Die Zeit der Pubertät eben. Und mit der Einnahme der Pille greift man in diese wichtige Entwicklung ein, so dass der Körper gar nicht lernen kann, richtig zu funktionieren.

DER GESUNDHEITLICHE ZUSTAND VOR DER ERSTEN PILLENEINNAHME

Da die Pille oft als kleines Wundermittel für alle weiblichen Wehwehchen verschrieben wird, bleiben gesundheitliche Probleme oft unentdeckt. Wie wir ja alle wissen, kann die Pille zwar gewisse Symptome beheben, wie beispielsweise Akne oder Zyklusprobleme, allerdings behandelt sie die Ursache nicht. Sie wirkt nur, weil die eigenen Hormone einfach abgeschaltet werden.

Hat man also vor der ersten Einnahme der Pille schon Probleme, können diese nach dem Absetzen auch wieder auftauchen. Eigentlich auch logisch. Denn das eigentliche Problem wurde ja nie behandelt, sondern einfach überdeckt. Weiß man also, welche Probleme man vorher hatte, sollte man nach dem Absetzen auch genau diese im Auge behalten und sich auf Ursachensuche begeben.

DIE DAUER DER EINNAHME

Laut Aussage vieler Hersteller und Ärzte ist die Langzeiteinnahme der Pille total unbedenklich. Zumindest bis zu einem gewissen Alter, da hier das Thromboserisiko steigt. Ich frage mich nur immer, wie sie zu dieser Aussage kommen, denn soweit ich weiß, gibt es bisher noch gar keine Langzeitstudie. Eigentlich kann also niemand genau wissen, was die lange Zeit der Einnahme mit dem Körper einer Frau macht.

Für mich persönlich ist die logischste Erklärung immer die richtige. Und wenn man logisch an die Sache herangeht, liegt eigentlich eines auf der Hand: Je länger ein Körper von fremden, synthetischen Hormonen gesteuert wird, desto schwieriger wird es für ihn, die eigene Hormonproduktion ohne fremde Hilfe wieder alleine zu stemmen. Logisch oder?

WEITERE UNGESUNDE FAKTOREN WÄHREND DER PILLENZEIT

Die Pille verlangt dem Körper einiges ab und nimmt Einfluss auf viele körperliche Vorgänge. Das bedeutet, dass der Körper mit dem Verstoffwechseln der synthetischen Hormone schon mehr als genug beschäftigt ist. Das Immunsystem ist dauerhaft beansprucht, es entstehen Vitalstoffmängel, eine eventuell lädierte Schilddrüse, eine überlastete Leber, und auch der Darm ist kein Fan der Pille.

Wenn man zu dieser vorhandenen Belastung zusätzlich noch gesundheitlich kontraproduktiv lebt, wie beispielsweise durch ungesunde Ernährung, wenig Bewegung, Rauchen oder regelmäßigen Alkoholkonsum, gibt man seinem Körper den Rest. Das zeigt sich dann auch nach dem Absetzen.

DIE ERBANLAGEN

Tatsächlich gibt es Erbanlagen, die von Geburt an entscheidend dafür sind, wie gut der Körper und die dafür zuständigen Organe (Leber, Haut, Lymphe, Nieren) entgiften können. Dafür bildet der menschliche Körper gewisse Enzyme. Gut funktionierende Enzyme sind wiederum von einer intakten DNS (Erbsubstanz) abhängig, denn der Körper bildet sie entsprechend seiner genetischen Information. Wird man also bei der Geburt bereits mit Genen ausgestattet, die spezielle Enzyme nicht richtig kodieren können, ist man von Natur aus ein „schlechter Entgifter".

Allerdings kann man auch mit ganz fantastischen Genen ausgestattet sein, sich selbst aber beispielsweise durch einen Mangel an Co-Faktoren – wie Aminosäuren, Vitamine oder Spurenelemente – selbst zu einem schlechteren Entgifter machen. Zu diesen gehören unter anderem Zink, Mangan, Selen, Vitamin B6 und Vitamin B12. Sie gelten als Bausteine und Co-Enzyme, die die Herstellung lebensnotwendiger Entgiftungsenzyme überhaupt erst möglich machen.

Was du über deinen Zyklus wissen solltest ...

Der Zeitpunkt der ersten Einnahme der Pille ist auch meist der Zeitpunkt, an dem Frau aufhört, sich über ihren Zyklus, ihre Fruchtbarkeit und ihren Körper Gedanken zu machen. Das braucht sie ja auch nicht mehr, denn für Verhütung ist gesorgt und der eigene natürliche Zyklus abgeschaltet. Gerade bei Frauen, die früh mit der Einnahme der Pille begonnen haben und sie dann Jahre später absetzen, herrscht absolute Unwissenheit. Es ist oft erschreckend, wie wenig manche Frauen über ihren Körper und vor allem über ihren Zyklus wissen.

Ich persönlich finde, dass dieses Wissen jede Frau – egal in welchem Alter – haben sollte. Zum einen, weil es spannend ist, den eigenen Körper zu erkunden und zu verstehen, und zum anderen, weil es ein großer Teil unserer Gesundheit ist. Dieses Wissen ist wichtig, um selbstverantwortlich mit seiner Sexualität, der Verhütung und auch der Gesundheit umgehen zu können - für mich ein grundlegender Baustein der Emanzipation.

Deshalb folgt jetzt ein kleiner Zyklus-Unterricht!

Der natürliche Zyklus einer Frau beträgt zwischen 21 und 35 Tagen. Er beginnt mit dem ersten Tag der Periode und endet mit dem letzten Tag vor der nächsten Periode. Jeder Zyklus verläuft in drei verschiedenen Phasen, in denen im Körper einer Frau sehr viel passiert.

Die Follikelphase

In der Follikelphase wird der weibliche Körper auf eine mögliche Schwangerschaft vorbereitet. Es ist die Zyklusphase, in der das körpereigene Östrogen dominiert.

In jedem Eierstock reifen jetzt ungefähr 12 Eibläschen heran. Sie alle sind mit einer Flüssigkeit gefüllt und beherbergen jeweils eine Eizelle. Nur einer dieser sogenannten Follikel wird innerhalb dieser Zyklusphase durch den Botenstoff FSH (Follikel-Stimulierendes Hormon) so stark zum Wachstum angeregt, dass er zum dominanten Follikel wird und zum Eisprung antreten darf. Während der Follikel wächst, nimmt die Flüssigkeitsmenge in seinem Inneren und somit auch der Innendruck so stark zu, dass das Ei „sprungbereit" ist. Gleichzeitig wird die Schleimhaut der Gebärmutter neu aufgebaut, um die besten Voraussetzungen für eine Einnistung zu schaffen.

Im Laufe dieser Zyklusphase werden immer mehr Östrogene gebildet. Diese sorgen dafür, dass auch der Zervixschleim zunehmend flüssiger und somit für Spermien wieder passierbar wird. Der steigende Östrogenspiegel bewirkt schließlich die Freigabe des sogenannten Luteinisierenden Hormons (LH), das dann den Eisprung auslöst. Der Follikel platzt auf und gibt die Eizelle frei, die dann vom Eierstock in den Eileiter gespült wird und dort in Richtung Gebärmutter wandert.

Die Ovulationsphase

Der Eisprung, die sogenannte Ovulation, findet ungefähr 10 - 16 Tage vor Beginn der nächsten Periode statt. In dieser Zyklusphase macht sich die Eizelle auf den Weg zur Gebärmutter. Diese Wanderung dauert ca. 12 – 18 Stunden. Genau das ist auch die Zeitspanne, in der wir fruchtbar sind.

In dieser Zyklusphase öffnet sich der Muttermund ein wenig, so dass Spermien gut hindurch gelangen können. Spermien bewegen sich mit einer Geschwindigkeit von nur etwa 4 mm pro Minute, so dass sie einige Stunden für diesen Weg benötigen. Das mag zwar sehr langsam sein, dafür sind Spermien aber sehr ausdauernd, denn sie können in unserem Körper bis zu 5 Tage überleben.

Die Lutealphase

Aus dem Follikel, der nach dem Eisprung zurückbleibt, entwickelt sich der sogenannte Gelbkörper. Er bildet das Hormon Progesteron. Damit beginnt die Luteal- oder Gelbkörperphase. Die eigentliche Aufgabe von Progesteron ist, die Gebärmutter für den zukünftigen Nachwuchs möglichst nett und gemütlich zu gestalten und eine eventuelle Schwangerschaft aufrechtzuerhalten. Außerdem sorgt Progesteron dafür, dass in diesem Zyklus keine weiteren Eisprünge mehr stattfinden. Gleichzeitig geht die Produktion von Östrogen zurück.

Bei erfolgreicher Befruchtung bleibt der Progesteronspiegel nach der Einnistung der Eizelle in der Gebärmutter erhalten. Wurde das Ei nicht befruchtet, bildet sich der Gelbkörper innerhalb der nächsten 10 Tage zurück und stellt die Progesteronproduktion ein. Die oberen Schleimhautschichten lösen sich ab, die Regelblutung setzt ein und der Zyklus beginnt von vorne.

Diese drei Zyklusphasen erkennt man tatsächlich auch anhand verschiedener Symptome. Nicht nur die Körpertemperatur verändert sich während der verschiedenen Phasen, sondern auch die Konsistenz des Zervixschleims sowie die Position und Beschaffenheit des Muttermundes.

Basaltemperatur (Aufwachtemperatur)

In der ersten Zyklushälfte ist die Körpertemperatur niedriger als in der zweiten Zyklushälfte. Nach erfolgtem Eisprung sorgt das Progesteron für einen Temperaturanstieg, der dann bis zum Eintritt der Periode im höheren Bereich bleibt und erst mit Eintreten der Blutung wieder abfällt.

WICHTIG: Wenn du über einen längeren Zeitraum keinen Eisprung feststellen kannst, solltest du der Sache auf den Grund gehen. Ausbleibende Eisprünge können sowohl Eierstockzysten als auch eine Östrogendominanz zur Folge haben, da ohne Eisprung kein Progesteron gebildet werden kann.

Wenn du deine auftretenden Symptome zum jeweiligen Zyklustag aufschreibst, kann dies sowohl für dich als auch für deinen Arzt sehr hilfreich sein.

Das Hormonsystem

Damit ein Organismus mit all seinen Organen voll funktionsfähig ist, müssen alle Organe und Organsysteme eng zusammenarbeiten und miteinander kommunizieren.

Zur Abstimmung dieser Tätigkeiten verfügt der menschliche Körper über zwei Steuerungssysteme: das Nervensystem und das Hormonsystem. Hormone wirken als Signale, indem sie über das Blutgefäßsystem vom Ort ihrer Bildung zum Ort ihrer Wirkung transportiert werden, weshalb sie auch Botenstoffe genannt werden. Ihre spezielle chemische Zusammensetzung sichert das „Übersetzen" ihrer Signale.

Das Hormonsystem
Unser Hormonsystem wird auch Endokrinum oder endokrines System genannt. Um es jetzt nicht zu kompliziert zu machen, fasse ich hier nur das Grundlegende zusammen.

Das Hormonsystem arbeitet mittels Hormonabgabe ins Blut. Hormone arbeiten als Boten. Sie sind ein eigenes Kommunikationszentrum und bringen einen Befehl von einem Organ zum nächsten. Dieses System beeinflusst z. B. Reifung, Wachstum, Stoffwechsel, Fortpflanzung und auch die psychische und physische Entwicklung. Hormone steuern auch unsere Stimmung, unseren Schlaf und sogar unseren Hunger.

Wie auf der Abbildung dargestellt, gehören zu diesem System bestimmte Organe:

- Hypothalamus und Hypophyse
- Schilddrüse und Nebenschilddrüsen
- Nebennieren
- Pankreas (Bauchspeicheldrüse)
- Ovarien (Eierstöcke)

All diese Organe stehen in ständiger Verbindung zueinander. Nur wenn alle richtig funktionieren, hat man auch einen regelmäßigen Zyklus.

Doch das ist nicht alles. Damit dieses ausgeklügelte System richtig funktionieren kann, müssen auch die Organe, die auf den ersten Blick gar nichts mit Hormonen zu tun haben, ihren Beitrag leisten. Deshalb ist es z. B. enorm wichtig, dass Darm und Leber bei bester Gesundheit sind, denn um ihre Botengänge erledigen zu können, brauchen Hormone Energie. Und diese Energie bilden sie aus Vitalstoffen. Vitalstoffe sind aber nur in ausreichendem Maße vorhanden, wenn Darm und Leber einwandfrei arbeiten.

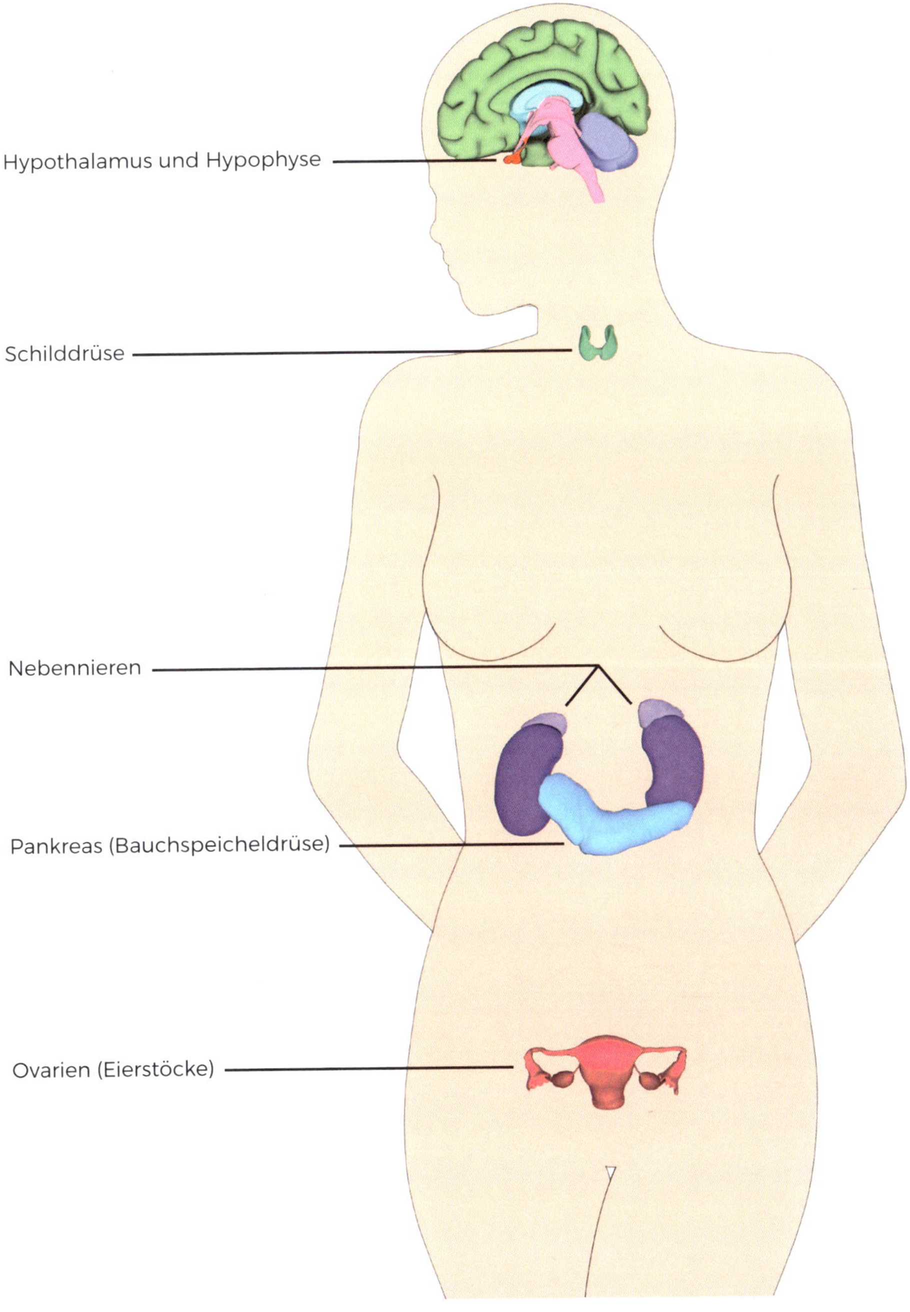
Hypothalamus und Hypophyse
Schilddrüse
Nebennieren
Pankreas (Bauchspeicheldrüse)
Ovarien (Eierstöcke)

Synthetische Hormone vs. körpereigene...

Kaum eine Frau ist sich darüber bewusst, wie gravierend der Unterschied zwischen den „Hormonen", wie sie in der Pille (oder auch Hormonspirale, Nuvaring etc.) verwendet werden, und den körpereigenen, echten Hormonen ist.

Die meisten Pillenpräparate sind sogenannte Kombipräparate und enthalten somit die synthetische Variante der uns bekannten Hormone Östradiol (das wichtigste der drei Östrogene) und Progesteron. In der biochemisch veränderten, körperfremden Form haben sie allerdings nicht nur eine völlig andere molekulare Struktur wie ihre natürlichen Vorreiter, sie haben auch völlig andere Aufgaben und Eigenschaften als unsere körpereigenen. Es handelt sich hierbei keinesfalls um Hormone, sondern um „Medikamente mit hormonähnlicher Wirkung".

KÖRPEREIGENES ÖSTRADIOL

- an der Steuerung des Menstruationszyklus beteiligt
- beteiligt an der Reifung der Eizelle im Eierstock
- verändert den Schleimpfropf im Gebärmutterhals während des Eisprungs, um eine Empfängnis zu erleichtern
- erhöht die Konzentration des sogenannten guten HDL-Cholesterins (gutes Cholesterin – Grundstoff für viele Hormone)

SYNTHETISCHES ÖSTRADIOL
(meist Ethinylestradiol)

- hat keine verhütende Wirkung und wird nur wegen der Zyklusstabilität beigefügt
- triggert die Produktion von Gerinnungseiweißen, was die Risiken für Thrombosen, Lungenembolien, Schlaganfälle etc. erhöht

KÖRPEREIGENES PROGESTERON

- wandelt die Schleimhaut in der Gebärmutter um und bereitet sie auf die Einnistung eines befruchteten Eies vor
- Hauptfaktor für die Erhaltung einer Schwangerschaft
- wird nur nach dem Eisprung in nennenswerten Mengen gebildet
- fördert das Haarwachstum
- hat positiven Einfluss auf unser Gehirn und die Wahrnehmung
- fördert Wasserausscheidung und verhindert Wassereinlagerungen
- gilt als stärkstes natürliches Antidepressivum
- strafft und festigt das Bindegewebe
- schützt vor Venenbeschwerden
- wirkt sich positiv auf die Nervenfunktion aus
- schützt vor Gewebsveränderungen und Zysten in der Brust
- beugt aufgrund seiner krampflösenden Wirkung Schlaganfällen und Herzinfarkten vor
- ist ausschlaggebend für den Fettstoffwechsel und den Blutzuckerspiegel
- verhindert Infarkte, Embolien und Thrombosen

SYNTHETISCHES PROGESTERON

(auch Gestagene genannt, wie Drospirenon, Levonogestrel, Dienogest, Nomegestrol, Chlomadinon, Desogestrel)

- verhindert die Eireifung
- verhindert den Eisprung
- verhindert die Bildung der Schleimhaut in der Gebärmutter
- einige erhöhen das Risiko für Thrombosen, Schlaganfälle, Embolien und Herzinfarkte (z. B. Drospirenon, Desogestrel)
- wirkt negativ auf den Blutzuckerspiegel
- begünstigt die Insulinresistenz
- begünstigt Haarausfall
- begünstigt Stimmungsschwankungen und Depressionen

Spätestens jetzt sollte allen klar sein, dass diese „Medikamente mit hormonähnlicher Wirkung" absolut keine Ähnlichkeit mit unseren körpereigenen Hormonen haben.

Schlimmer noch, ihre Wirkweise beruht immer auf dem genauen Gegenteil von dem, was unsere eigenen Hormone eigentlich tun.

Was noch erschwerend hinzukommt...

Unsere natürlichen Hormone sind ein ausgefuchstes und in sich stimmiges System. Wichtig hierbei ist, dass dieses ausgeklügelte System nur dann richtig funktioniert, wenn Östrogen und Progesteron im richtigen Verhältnis zueinander stehen. Sie sind wie Ying und Yang und fungieren mit ihren verschiedenen Eigenschaften als Gegenspieler füreinander. Dieses Gleichgewicht gerät durch die Pille (egal ob Kombi- oder Monopräparat) völlig aus der Balance.

Was die Pille mit dir anstellt...

Hormone – die heimlichen Herrscher unseres Körpers

Um zu verstehen, wie die Pille im Körper wirkt und was sie anrichten kann, muss man folgendes wissen:

Hormone haben einen enormen Stellenwert für unsere Gesundheit. Gebildet werden sie in verschiedenen Organen und komplizierten Prozessen. In der Medizin spricht man vom „endokrinen System". Die wichtigsten hormonbildenden Organe im weiblichen Körper sind das Gehirn (Hypothalamus, Hypophyse), die Schilddrüse, die Nebennieren und die Eierstöcke.

Um unseren Körper mit all seinen Funktionen am Laufen zu halten, müssen sie alle gemeinsam an einem Strang ziehen, denn diese Hormone sind alle voneinander abhängig. Sie beeinflussen sich also kontinuierlich gegenseitig. Gerät ein Hormon ins Wanken, dann ist das so, als würde man einen Dominostein anschubsen... alle anderen folgen und am Ende liegen alle.

Man muss sich dieses komplizierte Zusammenspiel vorstellen wie ein Uhrwerk. Hunderte von Zahnrädern, die perfekt ineinandergreifen, um die Zeiger zur richtigen Zeit zu bewegen, halten die Uhr am Laufen. Jedes unserer Hormone (und das sind hunderte) ist ein stabiles, gut geöltes Zahnrad aus stabilem Stahl.

Ersetzt man nun eines dieser Zahnräder gegen eines aus Plastik, das nicht perfekt passt, gerät das ganze System ins Wanken.

Was macht die Pille nun mit unserem Uhrwerk?

Die Pille besteht aus synthetischen Hormonersatzstoffen (Östrogene und Progestine, auch Gestagene genannt), von denen uns gerne erzählt wird, dass sie unseren körpereigenen Hormonen zum Verwechseln ähnlich sind. Dem ist nicht so!

Bleiben wir bei dem Beispiel mit den Zahnrädern, dann haben diese synthetischen Hormone zwar die gleiche Form wie unsere eigenen Zahnräder, aber sie sind eben nur aus Plastik und damit ein Fremdkörper in unserem System. Für den grundsätzlichen Ablauf dieser Wirkweise ist es erst einmal unerheblich, welche Art von Pille eingenommen wird. Es passiert vorerst immer das Gleiche: Alle oral eingenommenen Medikamente, so auch die Pille, durchlaufen erst mal unsere körpereigene Entgiftungsstation – die Leber. Dort werden ca. ¾ der Wirkstoffe "weggefiltert".

Die übrig gebliebenen synthetischen kleinen Monsterchen gelangen dann in unseren Blutkreislauf, wo sie anfangen zu „wirken“.

Sind sie dort einmal angekommen, sind sie in der Lage, jedes Organ zu beeinflussen. Hauptsächlich kontaminieren sie unser Hormonsystem, indem sie die Rezeptoren unserer körpereigenen Hormone besetzen, die somit keinen Platz mehr haben.

Unser zuständiges Hormon-Kommunikationszentrum im Gehirn bemerkt, dass die Rezeptoren für unsere körpereigenen Sexualhormone Progesteron und Östrogen bereits besetzt sind und gibt dann den Eierstöcken den Befehl, die Produktion der körpereigenen Hormone einzustellen.

Und schon ist es passiert: Unser Zyklus existiert nicht mehr. Er wurde ersetzt. Wir sind fremdgesteuert.

Die Pille spielt dem Körper keine Schwangerschaft vor, sondern versetzt ihn dauerhaft in die zweite Zyklushälfte!

Die Geschichte von der Pille und der Leber...

Neben ihrer bekanntesten Tätigkeit – dem Entgiften – hat dieses tolle Organ noch viele andere wichtige Aufgaben, von denen nur die wenigsten wissen. Unter anderem ist sie durch die Bildung von Gallenflüssigkeit an einer gesunden Verdauung beteiligt, sie speichert wichtige Stoffwechselprodukte wie z.B. Zucker, Eisen, Kupfer, Vitamine (Vitamin A, B12, D, E) sowie Folsäure und fügt sie bei Bedarf dem Körper zu.

Außerdem ist sie maßgeblich an der Schilddrüsenfunktion beteiligt, da sie das Schilddrüsenhormon T4 in das aktive und benötigte T3 umwandelt. Sie sorgt auch für den Abbau von Östrogen. Des weiteren versorgt sie den Körper mit Glukose, sobald der Blutzuckerspiegel sinkt, und ist durch die Bildung von Blutgerinnungsfaktoren zudem noch bei jeder starken Blutung gefragt. Ja, auch bei der Menstruation.

Dieses tolle Organ bildet Eiweiße zum Transport der Hormone und sogar eigenes: Cholesterin! Da sich leider bei vielen Menschen Cholesterin als etwas Böses und Gefährliches in die Gedanken gebrannt hat, sollte ich hier wichtigerweise noch erwähnen:

Cholesterin ist ein elementarer Baustein aller unserer Körperzellen und für unseren Stoffwechsel lebenswichtig. Zudem ist Cholesterin der Ausgangsstoff vieler Hormone wie z. B. Östrogen und Progesteron.

Was macht die Pille mit der Leber?
Die Pille ist intelligenterweise so hoch dosiert, dass der First-Pass-Effekt der Leber einkalkuliert wurde. Da wir die Pille oral einnehmen, bahnt sie sich erst mal den Weg durch den Körper und macht den ersten wichtigen Stopp in der Leber, die sofort Alarm schlägt, denn für sie sind diese synthetischen Hormone pures Gift. Sie beginnt also sofort mit dem Abbau und filtert erst mal 3/4 der enthaltenen Stoffe heraus. Jeden Tag aufs neue ist sie happy, wenn sie diese böse Pille besiegt hat. Aber immer wenn sie fertig ist, schlucken wir schon eine neue.

Da die Leber nun völlig kraftlos vor sich hin entgiftet, hat sie natürlich weniger Zeit und Power, sich ihren anderen wichtigen Aufgaben zu widmen. Das hat zur Folge, dass sie irgendwann alles nur noch halbherzig machen kann und auch mal das eine oder andere vernachlässigt.

Was hat das zur Folge?
Da die Leber keine Nervenbahnen besitzt und somit keinen Schmerz verursachen kann, leidet sie im Stillen vor sich hin, ohne dass wir es spüren. Die Ursache der meisten Symptome, die auf eine geplagte Leber hinweisen könnten, werden erst mal allen möglichen anderen Problemen zugesprochen.

Müdigkeit ist der Schmerz der Leber
So sagt man im Volksmund, und an diesem Spruch ist etwas Wahres dran. Da die Leber sich also nicht melden kann, sorgt sie für völlig unspezifische Symptome, die man mit ihr eher selten in Verbindung bringt.

Eine überlastete Leber kannst du beispielsweise an andauernder Müdigkeit erkennen oder auch daran, dass du auf einmal weniger Alkohol verträgst. Plötzlich auftretende Übelkeit ohne ersichtlichen Grund könnte auch darauf hindeuten. Es gibt viele Symptome, mit denen deine Leber dir zu sagen versucht, dass sie mit ihrer Arbeit gerade nicht mehr hinterher kommt.

Diese Beschwerden könnten persönliche Botschaften deiner Leber sein:

Akne
Haarausfall
Verdauungsbeschwerden
Verstopfungen
Blähbauch
Übelkeit
Schlafstörungen
Erschöpfung
Reizbarkeit
Schläfenkopfschmerz
Migräne
Alkoholunverträglichkeit
Gewichtszunahme
Fettansammlungen

Zu viel Stress für die Nebennieren...

Auch wenn es sich so anhört, so haben die Nebennieren nichts mit den Nieren zu tun. Ihren verwirrenden Namen haben sie aufgrund ihrer Position: Sie sitzen wie kleine Hütchen auf den Nieren und gehören zu den endokrinen Drüsen. Sie bilden also Hormone, unter anderem Cortisol, Adrenalin, Testosteron und noch einige mehr.

Für mich persönlich zählen diese unscheinbaren „Hütchen" zu den wichtigsten Organen in unserem Körper.

Die Nebennieren sind unsere körpereigene Stress-Management-Zentrale und im Stande, so gut wie jede Funktion unseres Körpers zu beeinflussen. Ganz krass ausgedrückt könnte man sagen, ihre Hauptaufgabe besteht darin, unser Überleben zu sichern. Und das machen sie, indem sie Prioritäten setzen.

Prioritäten der Nebennieren & der Fight-or-Flight-Effekt

Wie gerade erwähnt, ist die höchste Priorität der Nebennieren, während Stress, Krankheit, Bedrohung oder Gefahr unser Überleben zu sichern. Das machen sie beispielsweise, indem sie mittels Ausschüttung von Cortisol oder Adrenalin unsere Körperfunktionen lenken.

Nehmen wir mal an, wir sind gerade in einer bedrohlichen Situation, wir werden überfallen. Jetzt sorgen die Nebennieren dafür, dass wir unheimliche Kräfte entwickeln, um uns z. B. besser wehren oder auch schneller rennen zu können. In diesem Moment steckt also die komplette Körperenergie genau in den Systemen, die für unser Überleben wichtig sind. Dann sind z. B. unsere Verdauung oder auch die Schilddrüse gerade nicht so wichtig.

Geschwächte Nebennieren können weitreichende Folgen haben, wie beispielsweise:

- Beeinträchtigung des Stoffwechsels
- Schwächung der Muskeln und des passiven Bewegungssystems (Knochen, Sehnen, Bänder)
- hindert den Fettabbau und fördert Bauchfett
- Insulinresistenz, Diabetes
- Heißhunger
- erhöhter Blutdruck, verminderte Durchblutung
- unterdrückt die Immunabwehr
- negative Auswirkung auf Neurotransmitter (Dopamin, Serotonin, Melatonin)
- verminderte Schilddrüsenleistung
- Sexualhormone werden nicht mehr gebildet
- schlechte Blutzuckerkontrolle
- Schilddrüsenfunktionsstörungen
- ausbleibende Menstruation
- zu lange oder zu kurze Zyklen
- Panikattacken
- Schwäche, Erschöpfung, Müdigkeit
- erhöhtes Schlafbedürfnis

Das ganze nennt man den Fight-or-Flight-Effekt, zu deutsch: Kampf oder Flucht. Genau dieser Effekt ist es, der uns Menschen am Leben hält. Unheimlich intelligent gelöst von unserem Körper wie ich finde. Allerdings nur dann, wenn die Bedrohung, der Stress oder die „Lebensgefahr" auch gleich wieder verschwindet und die Nebennieren wieder zur Ruhe kommen können.

Wir merken uns:
Sobald die Nebennieren Stress (also eine Bedrohung) wahrnehmen, lenken sie alle Kraft und Energie in die wichtigsten Körperfunktionen, und alle anderen Funktionen, die gerade weniger wichtig sind, werden gedrosselt. Sobald der Stresslevel sinkt, können auch die Nebennieren wieder entspannen. Schlucken wir aber jeden Tag den Stress in Form der Pille, bleibt der Cortisolspiegel dauerhaft erhöht.

Antibabypillen wirken eigentlich immer auch auf die Nebennieren. Ganz besonders kombinierte Pillen, also solche, die sowohl ein synthetisches Östrogen als auch ein Progestin enthalten, haben einen enormen Einfluss auf die Nebennieren. Tatsächlich ist mittlerweile bewiesen, dass sie den Cortisolspiegel durch zwei Mechanismen kontinuierlich hoch halten:

1. Kombinierte Antibabypillen erhöhen die Konzentration von „Kortikoinbildendem Globulin". Das ist ein Eiweiß, das Cortisol bindet und damit wirkungslos macht. Da aber nur freie, nicht gebundene Hormone eine Wirkung haben, versuchen die Nebennieren ständig, neues Cortisol zu produzieren.

2. Kombinierte Pillen senken den DHEA-Spiegel. Auch DHEA ist ein Hormon und der direkte Gegenspieler von Cortisol. Im Falle einer Überproduktion von Cortisol hilft DHEA, das Cortisol in Schach zu halten. Wird also auf Dauer zu viel Cortisol gebildet, erhöht sich das DHEA, um das zu unterbinden. Durch die Einnahme der Pille verringert sich aber die Konzentration von DHEA um knapp 20 % und somit fehlt dieser wichtige Gegenspieler.

Irgendwann sind auch die Nebennieren am Ende ihrer Kräfte angekommen, nachdem sie lange Zeit viel zu viel geleistet haben. Das kann dazu führen, dass sie ihre Arbeit nur noch reduziert oder gar nicht mehr ausführen.

Die Folge: Nebennierenschwäche oder Nebenniereninsuffizienz, im Volksmund auch gerne Burnout genannt.

Fünf Gründe für deine Schilddrüse, zu kapitulieren

Anders als bei vielen anderen Organen wirken orale Kontrazeptiva auf die Schilddrüse nicht direkt. Dafür gibt es aber gleich vier indirekte Wege, die Funktion des Schmetterlingsorgans zu beeinträchtigen.

Wie beeindruckend und wichtig die Kommunikation und Funktion der einzelnen Organe ist, sollte bis hierher deutlich geworden sein. Die Schilddrüse ist eine der Drüsen, die hauptsächlich auf Einflüsse reagiert. Für sie sind Vitamine und Mineralstoffe wichtig, die einwandfreie Funktion der Leber und auch die Konzentration der Sexual- und Stresshormone. Hier also die vier Hauptgründe, warum die Schilddrüse unter Einnahme der Pille leidet:

1

Synthetische Östrogene

Zum einen mag unser Körper die synthetischen Östrogene der Pille nicht, denn dieser Eingriff in unseren Hormonregelkreis, insbesondere der Sexualhormone, verwirrt auch die Schilddrüse. Weiterhin passiert es relativ häufig, dass sich - sowohl während der Einnahme der Pille als auch nach dem Absetzen - eine Östrogendominanz entwickelt. Das bedeutet, dass das Verhältnis von Östrogen zu Progesteron im Körper nicht ausgeglichen ist. Ein Zuviel an Östrogen, ob körpereigenes oder synthetisches, mindert die Leistung der Schilddrüse und kann zu Unterfunktionserscheinungen führen.

2

Leberfunktion

Für die Schilddrüse sind die Hormone TSH, T3 und T4 wichtig. Der TSH ist eigentlich nur der Kommandant und befiehlt der Schilddrüse, bei Bedarf Hormone zu produzieren. Dummerweise kann sie mit T4 aber nichts anfangen und hier kommt die Leber ins Spiel. Dort wird das frisch produzierte T4 in das dringend benötigte T3 umgewandelt! Ist die Leber also durch die Pille erschöpft, beeinträchtigt das diese Umwandlung.

3

Vitamin- und Mineralstoffverlust auf Kosten der Schilddrüse

Es ist eigentlich kein Geheimnis, dass die Pille viele Vitamin- und Mineralstoffmängel verursacht, die durch eine gesunde und ausgewogene Ernährung meist nicht in den Griff zu bekommen sind. Bekommt eine Schilddrüse über längeren Zeitraum zu wenig Jod, Zink, Selen, Magnesium und auch die Vitamine A, B12 und C, beeinträchtigt das ihre Leistungsfähigkeit.

4

Erhöhtes Cortisol = niedrige Schilddrüsenfunktion

Wer bis hierhin aufmerksam gelesen hat, weiß bereits, dass die Pille für die Nebennieren eine dauerhafte Belastung darstellen kann. Wie bereits erwähnt, bedeutet dies, dass sie über einen zu langen Zeitraum zu viel Cortisol produzieren. Bleibt dieser erhöhte Stresspegel und somit auch der hohe Cortisolspiegel bestehen, hat das zur Folge, dass andere Körperfunktionen gedrosselt werden und ganz vorne mit dabei: die Schilddrüsenfunktion!

5

Der antiandrogene Effekt in kombinierten Pillen

Um diesen besagten Effekt zu erzielen, erhöht das Ethinylestradiol das hormonbindende Eiweiß, auch SHBG (Sexualhormon Bindendes Globulin) genannt. So werden Androgene, also männliche Hormone, an diese Eiweiße gebunden und somit wirkungslos. Das Problem ist allerdings, dass nicht nur vermehrt SHBG gebildet wird, sondern auch TBG (Thyroxin-bindendes Globulin), ein spezielles Eiweiß zur Bindung freier Schilddrüsenhormone. Dieses TBG bindet die verfügbaren freien Schilddrüsenhormone und verursacht somit einen kontinuierlichen Mangel. Bemerkt der Körper, dass es an diesen freien Schilddrüsenhormonen mangelt, schüttet er vermehrt TSH aus, um die Produktion anzukurbeln. Ein „zu hoher" TSH wird mit einer Schilddrüsenunterfunktion gleichgestellt.

Die Quelle der Gesundheit sitzt im Darm...

... oder - im Umkehrschluss - auch die Quelle der Krankheit. Der Darm ist ein bemerkenswertes, großartiges Organ, über das leider viel zu wenig gesprochen wird. Dabei finden hier auf einer Länge von ca. 8 Metern und einer Fläche von bis zu 400 Quadratmetern lebenswichtige Prozesse statt. Hier werden Hormone ausgeschüttet, die Enzymproduktion reguliert, Vitamine gebildet und Substanzen aus der Nahrung zerkleinert, verwertet und ausgeschieden.

Der Dünndarm macht dabei mit 6 – 7 Metern den Hauptanteil des Darmsystems aus. Hauptsächlich kümmert er sich um die Aufspaltung von komplexen Kohlenhydraten, Fetten und Proteinen sowie die Aufnahme von Wasser, Mineralstoffen und Vitaminen.

Die Aufgabe des etwa 1,5 Meter langen Dickdarms besteht hauptsächlich aus der Aufnahme von Natrium, jedoch auch einiger anderer Mineralstoffe. Des weiteren ist er für die Verarbeitung des Darminhaltes zur Ausscheidung verantwortlich.

Beide werden ummantelt von der Darmschleimhaut (Tunica mucosa). Sie ist die innerste von vier Schichten der Darmwand und sowohl im Dünn- als auch in Dickdarm der Grund, dass etwas aufgenommen bzw. resorbiert werden kann. Die Darmschleimhaut ist sozusagen das Tor zu unserem Blutkreislauf. Sie öffnet die Türen für gute Stoffe und verschließt sie für Krankheitserreger und Toxine.

Der Darm ist der Hauptsitz unseres Immunsystems!

Einige Wissenschaftler nennen den Darm sogar unser zweites Gehirn. Mit über 100 Milliarden Nervenzellen übertrifft der Darm sogar unser Gehirn und Rückenmark zusammen. Kein Organ wirkt sich so auf das Wohlbefinden des Menschen aus wie der so unterschätze Darm.

Leider bringen ihn die meisten lediglich mit ihrer Verdauung in Verbindung. Zwar ist auch das ein höchst komplexer Vorgang, dennoch ist er in unserem Körper noch für viel mehr verantwortlich. Er hat eine entscheidende Rolle bei der Abwehr von Krankheitserregern und Giftstoffen.

Der Darm beherbergt in seinen Wänden 80 % aller Zellen des menschlichen Immunsystems.

Die Aufgaben des Darms auf einen Blick:

- Aufnahme von Nährstoffen
- Ausscheidung von Gift- und Abfallstoffen
- Abwehr von schädlichen Eindringlingen, da hier 80 % aller Immunzellen sitzen
- wichtig für die Produktion von Hormonen, Enzymen und Botenstoffen

Gute Bakterien, schlechte Bakterien...

Auch wenn die meisten Menschen mit dem Begriff „Bakterien" immer automatisch etwas Negatives in Verbindung bringen, so sind diese Winzlinge unverzichtbar für unsere Gesundheit. Eine ganze Armee von über 400 verschiedenen Bakterienarten und Mikroorganismen bevölkert unseren Darm. Sie nehmen, je nach Art, verschiedene Aufgaben wahr und leisten damit einen lebenswichtigen Beitrag zur Funktionalität des Darmsystems. Diese Bakterienarmee, bestehend aus ca. 10 – 100 Billionen einzelligen Winzlingen, ist sowohl am Verdauungsprozess als auch an der Immunabwehr des Darms essentiell beteiligt. Um noch mal deutlich zu machen, wie wichtig unsere Darmbakterien sind, sollte folgendes gesagt sein:

Ohne Darmbakterien wäre weder eine Verdauung noch eine funktionierende Krankheitsabwehr möglich. Der Mensch wäre ohne sie also nicht lebensfähig. !

Diese Vielzahl unterschiedlicher Mikroorganismen wird als Darmflora bezeichnet. Es ist unheimlich wichtig, dass das Gleichgewicht dieser Darmbakterien ausgewogen ist und die guten, wichtigen Bakterien immer dominieren. Eine ausgewogene, gesunde Darmflora ist das A & O für unsere Gesundheit.

- Die Darmflora verhindert die Ansiedlung krankheitserregender Keime (schlechte Bakterien, Viren, Pilze etc.), indem gute Darmbakterien die Darmschleimhaut so eng besiedeln, dass Schädlinge sich nicht einnisten können.

- Die Darmflora schützt nicht nur die Darmschleimhaut, sondern sie sorgt auch dafür, dass sie sich immer wieder regeneriert und somit intakt und gesund bleibt.

- Alles Giftige und Schlechte (wie Abbauprodukte, unverdaute Partikel und Toxine) gelangt bei einer gesunden, durch die Darmflora geschützten Darmschleimhaut nicht in den Organismus.

- Die Darmflora ist an der Verstoffwechselung der Nahrung und der dadurch guten Nährstoffverwertung beteiligt.

- Außerdem bildet sie manche Vitamine und Fettsäuren, die von den Darmschleimhautzellen als Energiequelle genutzt werden können.

- Die Darmflora steht in Verbindung zu unserm Gehirn. Eine gute Darmflora ist ausschlaggebend für unsere Laune und Wohlbefinden.

- Gute Darmbakterien sind unheimlich wichtig für unsere Haut! Deshalb werden sie beispielsweise auch bei der Behandlung von Neurodermitis oder Schuppenflechte eingesetzt.

- Eine der wichtigsten Aufgaben der Darmflora ist jedoch die Unterstützung des Immunsystems.

Die größten Feinde deines Darms...

Antibiotika

Die Feinde unseres Darms sind allgegenwärtig. Leider ist uns das meist gar nicht bewusst. Unangefochten auf Platz 1 – der Endgegner sozusagen – ist jegliche Form von Antibiotika. Versteht mich nicht falsch, natürlich hat Antibiotika seine Daseinsberichtigung und ist zur Behandlung vieler Krankheiten absolut notwendig. Jedoch wird es einerseits häufig zu schnell verschrieben und andererseits wird leider nur in den seltensten Fällen darauf hingewiesen, was das für den Darm bedeutet. Antibiotika tötet Bakterien! Das ist seine Aufgabe und das kann es auch sehr gut. Dummerweise unterscheidet es aber nicht zwischen guten und schlechten Bakterien, sondern eliminiert einfach alle. Also auch die guten Bakterien. Und das hat immense Folgen für unsere Darmflora!

Die Pille

Dicht gefolgt auf Platz 2 ist meiner Meinung nach die Pille. Zum einen, weil sie eine dauerhafte Belastung für die Leber darstellt und sich schon deshalb negativ auf die Verdauung auswirkt. Denn eine überlastete Leber sorgt für weniger Gallenflüssigkeit, wodurch der Nahrungsbrei schlechter verarbeitet werden kann. Zum anderen füttert das enthaltene synthetische Östrogen schädliche Hefepilze. Diese können dann immer größer und stärker werden und sich auch besser vermehren. Sehr unschön für unsere Darmflora. Wenn sie ohnehin schon geschwächt ist, kann es immer wieder zu Pilzinfektion in Scheide und/oder Darm kommen.

Eine weitere unschöne Tatsache brachte eine amerikanische Studie* zu Tage. Die Erkenntnisse dieser Studie besagen: Frauen, die die Pille nehmen, haben ein weitaus höheres Risiko, eine chronische Darmerkrankung zu entwickeln. Als Beispiel hierfür seien Colitis Ulcerosa und Morbus Crohn genannt. Übrigens sind auch dauerhafte Medikationen mit beispielsweise Magensäurehemmern, Antidepressiva oder auch die häufige Nutzung von Schmerzmitteln keine guten Freunde des Darms.

Ernährung

Ein weiterer Feind – auch wenn das niemand gerne hört – ist eine falsche Ernährung. Hier ist das erste Problem schon mal, dass gerade die jüngere Generation das Kochen verlernt hat. Selbst wenn mal gekocht wird, dann häufig nur mit Hilfe von Fertigsoßen oder Kartoffelpüree aus der Tüte. Nicht zu vergessen natürlich auch die Masse an Tiefkühl- und Fertigprodukten, die wir heute zu uns nehmen. All das ist voll mit Konservierungsstoffen, Geschmacksverstärkern, Unmengen an Zucker und getarnten anderen Süßungsmitteln, Farbstoffen sowie weiterer Chemie, die unseren Darm enorm belasten. Zu diesem Thema aber im Laufe des Buches mehr.

*Khalili, H., Higuchi, L.M., Ananthakrishnan, A.N., Richter, J.M., Feskanich, D., Fuchs, C.S., Chan, A.T., „Oral contraceptives, reproductive factors and risk of inflammatory bowel disease." Gut, 2013 Aug; 62(8): S. 1153 - 1159

Ist der Darm krank, wirst auch du krank...

Ist dieses System gestört, z. B. durch die eben erwähnten Feinde, kann es zu vielfältigen Problemen kommen, wie z. B. eine gestörte Darmflora, eine blockierte Giftstoffausscheidung, eine verminderte Nährstoffaufnahme und eine Schwächung des Nerven- und Immunsystems.

Die Folge sind Fäulnis- und Verschlackungsprozesse im Darm, eine beschädigte Darmschleimhaut und häufig Folgeerkrankungen. Ohne geeigneten Darmaufbau verschwinden diese Probleme nur selten und wirken sich negativ auf den gesamten Organismus aus.

Symptome, die ihren Ursprung typischerweise in einer Störung des Darms haben, sind:

Lebensmittelallergien
dauerhafte Entzündungen
Verdauungsprobleme
geschwächtes Immunsystem
Bronchitis
Heuschnupfen
Neurodermitis
Pilzerkrankungen

Aber auch Depressionen, Hautprobleme, Haarausfall, Mundgeruch, Kopfschmerzen, Migräne, Gewichtsprobleme, Antriebslosigkeit, Hyperaktivität oder ständige Müdigkeit können ihren Grund in einer gestörten Darmflora haben.

In der chinesischen Medizin und im Ayurveda nimmt man sogar an, dass jede Erkrankung ihren Ausgangsort im Darm hat.

In vielen Studien wurden unentdeckte Störungen im Darm sogar mit Autismus, Autoimmunerkrankungen, Adipositas, Diabetes und Krebs in Verbindung gebracht.

Viele Krankheiten werden genau aus diesem Grund mit sogenannter "Ernährungsmedizin" behandelt. Die hierbei erzielten Erfolge sind beeindruckend.

*Es lohnt sich also definitiv,
sich mit seiner Darmgesundheit
und Ernährung intensiv
zu beschäftigen.*

Achtung! Vitalstoff-Diebstahl

Dass orale Kontrazeptiva uns unserer Vitamine, Mineralstoffe und Spurenelemente berauben, ist heutzutage kein Geheimnis mehr. Das kann man überall nachlesen. Nicht ohne Grund gibt es sogar Nahrungsergänzungsmittel, die speziell für „Pillen-Konsumentinnen" entwickelt wurden, um die größten Mängel abzufangen.

Welche Vitalstoffe fehlen und wieso eigentlich?

Vorab sollte ich erwähnen, dass es in unserer heutigen Zeit auch ohne Pille schon schwer genug ist, einen gesunden und ausgeglichenen Vitamin- und Mineralstoffhaushalt zu haben. Das liegt hauptsächlich daran, dass es leider auch mit gesunder Ernährung nicht gegeben ist (und sind wir mal ehrlich, so super ernährungsbewusst sind die meisten von uns nicht), dass wir genug Vitalstoffe zu uns nehmen. Wieso? Mal abgesehen davon, dass wir heutzutage in einer schnelllebigen und stressigen Welt leben, was den Verbrauch von wichtigen Nährstoffen erhöht, ist es fast unmöglich, diesem gerecht zu werden, denn durch raffinierte Lebensmittel, Anti-Nutrienten, Zusatzstoffe und verarmte Böden nehmen wir trotz offensichtlich gesunder Nahrung nicht genug Vitamine und Mineralstoffe auf.

Kommt zu dieser schon gegebenen Unterversorgung noch die Pille hinzu, kann man sich eigentlich schon vorstellen, dass es die Situation nicht besser macht. Für den Körper ist diese Art der Empfängnisverhütung purer Stress, denn durch diese tägliche Belastung arbeitet er auf Hochtouren. Das allein sorgt schon dafür, dass wir mehr Nährstoffe verbrauchen, als wir überhaupt zu uns nehmen können.

Und als wäre das nicht schon schlimm genug, sorgt die Pille – wie bereits erwähnt - nach einer gewissen Zeit eventuell auch für eine erschöpfte Leber, die einige Mineralien nicht mehr speichern und verwerten kann.

Zudem vernachlässigt sie auch die Produktion der Gallenflüssigkeit, was sich wiederum negativ auf unsere Verdauung auswirkt. Hier haben wir dann auch schon das nächste Problem, denn die meisten Nährstoffe nehmen wir über den Darm auf. Doch das funktioniert durch die schlechtere Verdauung auch nicht mehr so gut wie es sollte.

Früher oder später fehlen dir wahrscheinlich Vitamin C, Vitamin D, Vitamin B6, Vitamin B12, Magnesium, Mangan, Selen, Eisen, Jod und Zink.

Da sich die meisten nach dem Absetzen der Pille nur darauf konzentrieren, dass sich der Zyklus schnell wieder einpendelt und Pickel und Haarausfall verschwinden, sollte gesagt sein: Der gesamte Körper inkl. der endokrinen Organe und somit auch der Zyklus funktionieren nur, wenn sie ausreichend mit Vitalstoffen versorgt sind!

Jedes dieser Vitamine und Mineralstoffe besitzt viele Eigenschaften und Aufgaben in unserem Organismus. Das bedeutet natürlich auch, dass jeder einzelne dieser Mängel Beschwerden hervorrufen kann.

Jeder Mangel verursacht eigene Symptome!

VITAMIN C

Vitamin C ist unheimlich wichtig für den Körper. Es ist beispielsweise als wichtiger Mitspieler an der Synthese von Hormonen sowie der Neurotransmitter Serotonin und Noradrenalin beteiligt. Zudem ist dieses Vitamin wichtig für die Eisenaufnahme im Dünndarm, bindet Schwermetalle (z. B. Nickel, Blei etc.) und wirkt als Antioxidans. Antioxidantien sind enorm wichtig, da sie unsere Zellen schützen. Auch die Bildung von Kollagen funktioniert ohne Vitamin C nicht. Wozu Kollagen? Es sorgt für die Elastizität unserer Haut, Sehnen, Blutgefäße, Bänder und außerdem für die Festigkeit unserer Zähne und Knochen. Da sogar Narbengewebe aus Kollagen besteht, hat Vitamin C somit auch eine wichtige Rolle bei der Wundheilung.

Ein Mangel an Vitamin C kann sich auf den gesamten Körper negativ auswirken. Nachdem wir uns gerade die Aufgaben dieses wichtigen Vitamins angesehen haben, sollte klar sein, was bei einem Mangel alles schief gehen kann. Es kann mit unscheinbaren Symptomen anfangen, die man niemals mit einem Vitaminmangel in Verbindung bringen würde, wie beispielsweise Zahnfleischbluten oder kleine rötliche Flecken unter der Haut. Diese können erste Anzeichen dafür sein, dass der Körper nicht genügend Kollagen herstellen kann. Bleibt ein Vitamin-C-Mangel lange unerkannt, kann das die gesamte Körperfunktion beeinträchtigen und sogar neurologische Probleme hervorrufen.

Mögliche Symptome:

Blutungen von Haut und Schleimhäuten
raue, schuppige und trockene Haut
schlechte Wundheilung
häufig blaue Flecken
lockere Zähne, Zahnfleischbluten, Zahnfleischentzündungen
Gelenk- und Gliederschmerzen
Schwäche und Müdigkeit
erhöhte Infektanfälligkeit, schwaches Immunsystem
Depressionen, Stimmungsschwankungen, Unausgeglichenheit
Reizbarkeit

VITAMIN D3

Vitamin D hat eine Schlüsselfunktion für unsere Gesundheit. Es ist an Unmengen von Regulierungsvorgängen in den menschlichen Körperzellen beteiligt, reguliert den Kalziumhaushalt und ist wichtig für die Knochengesundheit. Sogar eine krankheits- bzw. krebsvorbeugende Wirkung wird diesem Vitamin nachgesagt. Dabei ist es gar kein Vitamin, sondern eigentlich ein Hormon.

Ein Mangel an Vitamin D macht nicht nur müde und schlapp, sondern sorgt beispielsweise auch für folgende Symptome:

Müdigkeit
Depression
Konzentrationsschwierigkeiten
schwaches Immunsystem
Schwindel
Kreislaufprobleme
Muskelschwäche
Muskelzittern
Gelenkschmerzen
Kopfschmerzen

D3

VITAMIN B6

Vitamin B6 ist an mehr als 100 Stoffwechselprozessen beteiligt. Die meiste Arbeit leistet das Vitamin im Eiweißstoffwechsel, nämlich bei der Herstellung von Aminosäuren. Außerdem hat Vitamin B6 auch einen großen Einfluss auf das Nervensystem, das Immunsystem und beeinflusst die Funktion gewisser Hormone, wie auch der Sexualhormone.

Auch für das Wachstum und die Entwicklung unseres Körpers ist Vitamin B6 von großer Bedeutung. Deshalb wird Schwangeren oft dazu geraten, neben einer ausreichenden Versorgung mit Folsäure und Vitamin B12, auch auf eine genügend hohe Dosierung von Vitamin B6 zu achten.

Therapeutisch wird B6 auch zur Behandlung von verschiedenen Hautkrankheiten, Übelkeit, PMS und sogar dem Karpaltunnelsyndrom eingesetzt. Im Normalfall kommt ein Vitamin-B6-Mangel eher selten vor, jedoch gibt es verschiedene Umstände, die den Vitamin-B6-Bedarf des Körpers erhöhen. Dazu gehören Schwangerschaft, Stillen und die dauerhafte Einnahme bestimmter Medikamente wie z. B. der Pille.

Ein Vitamin B6-Mangel kann sich durch folgende Symptome bemerkbar machen:

Akne
entzündete Mundwinkel
Müdigkeit, Leistungsschwäche
Darmbeschwerden, Übelkeit und Erbrechen
verstärkte Menstruationsbeschwerden
Reizbarkeit
Lichtempfindlichkeit
Infektanfälligkeit
Konzentrationsprobleme

Ein starker Vitamin-B6-Mangel kann zu Funktionsstörungen der Leber und des Nervensystems führen und vermindert die Aufnahme bzw. Verwertung wichtiger Mineralstoffe wie z.B. Eisen, Magnesium und Kalzium.

B6

VITAMIN B12

Vitamin B12 ist der König unter den Vitaminen! Kaum ein anderes Vitamin übt einen vergleichbaren Einfluss auf unser körperliches, mentales und emotionales Wohlergehen aus.

Zu den zentralen Aufgaben von Vitamin B12 gehören u.a. Aufgaben im Bereich des Nervensystems, des Stoffwechsels, der Blutbildung und der Entgiftung. Den wichtigsten Einfluss hat es auf die Synthese der DNA (Zellteilung, Blutbildung), den Energiestoffwechsel (Energieproduktion in den Mitochondrien), den Lipidstoffwechsel (Aufbau der Zellmembranen, Aufbau von Myelinscheiden, Schutz der Nerven im Zentralnervensystem und Gehirn) und auf die Synthese von Hormonen und Neurotransmittern. Dummerweise ist es nicht nur eins der wichtigsten Vitamine, sondern auch das Vitamin, welches für unseren Körper am schwierigsten zu resorbieren, sprich verarbeiten ist.

Die Symptome eines Vitamin-B12-Mangels können vielfältig sein, z. B.:

Depressionen, Angst, Stimmungsschwankungen
Sprachprobleme
emotionale Instabilität
Muskelschwäche
Antriebslosigkeit
Muskelsteifheit, Muskelschwäche
Halluzinationen
Kopfschmerzen
Konzentrationsverlust, Gedächtnisprobleme
Schleier vor den Augen, Sehschwäche
Gehirnnebel
Nervosität
Haarausfall
Schwindel
Krämpfe, Zittern
unruhige Beine
Ohnmacht
Blähungen
Mangel an Magensäure
Libidoverlust

B12

MAGNESIUM

Magnesium ist ein Mineralstoff, der für mehr als 300 Stoffwechselprozesse im Körper benötigt wird. Im Grunde geschieht in unserem Körper also so gut wie nichts ohne Magnesium, weshalb ein Mangel viele verschiedene Gesichter zeigen kann. Je nachdem, wo es in unserem Körper an diesem Mineralstoff fehlt, treten eventuell Symptome auf, die wir auf den ersten Blick nicht als solche erkennen.

Muskeln, Gefäße, Herz, Nerven, Knochen, Nieren, die Verdauung, der weibliche Zyklus, die Psyche, der Schlaf und das Immunsystem: All diese Körperregionen können auf einen niedrigen Magnesiumspiegel reagieren. Ein Magnesiummangel lässt also eigentlich kaum ein medizinisches Fachgebiet aus.

Hier das breit gefächerte Beschwerdebild bei Magnesiummangel:

Muskelkrämpfe, Muskelzucken
Reizbarkeit, innere Unruhe
Verwirrtheit, Konzentrationsschwäche, Benommenheit, Schwindel
Angstgefühle
Müdigkeit, Mattigkeit, Energielosigkeit, Schwäche, Erschöpfung
erhöhtes Schlafbedürfnis oder Schlaflosigkeit
Kopfschmerzen, Migräne
Verspannungen der Nacken- und Schultermuskulatur
Kreuz- und Rückenschmerzen
Geräuschempfindlichkeit, Ohrensausen (Tinnitus)
kalte Füße und Hände
Taubheitsgefühl in Beinen und Armen, Empfindungsstörungen wie Kribbeln
Herzklopfen, Herzrasen, Herzstolpern (Herzrhythmusstörungen)
Magenkrämpfe, Übelkeit, Appetitlosigkeit
Verstopfung, auch im Wechsel mit Durchfall
Störungen der Menstruation mit PMS (Prämenstruelles Syndrom),
verstärkte Menstruationsblutung, schmerzhafte Periodenkrämpfe
Verstärkung allergischer Symptome

Mg

EISEN

Eisen spielt in unserem Stoffwechsel eine wichtige Rolle, denn es ist der zentrale Baustein des roten Blutfarbstoffes Hämoglobin, dem Sauerstofftransporter. Das Hämoglobin nimmt den Sauerstoff in der Lunge auf und befördert ihn durch die Blutgefäße zu den verschiedenen Geweben und Organen. Dort wird er abgegeben, um alle Zellen mit neuer Brennenergie zu versorgen.

Jede Körperzelle verfügt über eigene Minikraftwerke, den sogenannten Mitochondrien. Diese benötigen Sauerstoff, um Kohlenhydrate und Fettsäuren verbrennen zu können. Frauen sind stärker von diesem Mangelzustand betroffen als Männer.

Diese Symptome können sich bei einem Eisenmangel zeigen:

blasse Haut und Schleimhaut
Kurzatmigkeit
Müdigkeit
Schwindel
Kopfschmerzen
Leistungsabfall
Vergesslichkeit, Konzentrationsstörungen
Nervosität, innere Unruhe
Restless-Legs-Syndrom (unruhige Beine)
starker Haarausfall, stumpfes, sprödes Haar
Magen-Darm-Beschwerden
Schwächeanfälle
Kältegefühl
erhöhte Infektanfälligkeit
Hauttrockenheit
brennende Zunge
rissige Lippen
Schluckbeschwerden
Sodbrennen
Appetitlosigkeit

Fe

ZINK

Auch wenn wir Zink immer nur mit schönen Nägeln und Haaren in Verbindung bringen, hat es eigentlich viel mehr zu bieten. Da Zink für die Zellteilung benötigt wird, ist es unheimlich wichtig für die Haut, das Bindegewebe und ganz besonders für die Wundheilung. Auch die Abwehrzellen des Körpers benötigen Zink, um unser Immunsystem aufrecht zu halten. Es hat eine antivirale Wirkung und ist im Stande, die Schleimhautstruktur so zu stärken, dass das Anheften und Eindringen von Viren verhindert wird. Die entzündungshemmende Eigenschaft von Zink hilft nicht nur bei zahlreichen Hauterkrankungen wie Akne, Schuppenflechte und Neurodermitis, sondern auch bei Entzündungen der Magen- und Darmschleimhaut.

Typische Beschwerden bei einer Unterversorgung können folgende sein:

Haarausfall, brüchige Haare und Nägel
Hautentzündungen
rissige, trockene Haut
Akne
Schwächung des Immunsystems
verminderte Wundheilung
Appetitlosigkeit
Durchfall
Nachtblindheit
eingeschränkte Leistungsfähigkeit

SELEN

Der Körper braucht Selen, um die Zellen vor freien Radikalen (schädliche Sauerstoffverbindungen, die Zellen angreifen) zu schützen. Selen wirkt antioxidativ und entzündungshemmend. Zudem ist Selen enorm wichtig für eine gesunde Schilddrüsenfunktion, da es für die Umwandlung des Schilddrüsenhormons T4 (Speicherform) in T3 (aktive Form) notwendig ist. Und wie wichtig eine gesunde Funktion der Schilddrüse gerade im endokrinen System bei uns Frauen ist und welchen Einfluss das auf unsere restlichen Hormone hat, haben wir ja bereits gelernt.

Typische Symptome eines Selenmangels:

Mangel an Konzentration
Nagelveränderungen
erhöhte Anfälligkeit für Stress
Haarausfall

MANGAN

Mangan ist wichtig für die Funktion verschiedener Eiweiße und somit beteiligt am Kohlenhydrat- und Fettstoffwechsel, an der Herstellung von Insulin in der Bauchspeicheldrüse, am Aufbau von Knochen- und Knorpelgewebe sowie an der Herstellung von Schilddrüsen- und Sexualhormonen. Aber auch an der Fruchtbarkeit, am Abbau von verschiedenen Eiweißbausteinen, an der Blutgerinnung und es schützt die Zellen vor einer Schädigung. Mangan hat also auch viel Einfluss auf unsere Gesundheit und viele Körperfunktionen. Ein Mangel kommt bei Menschen allerdings sehr selten in dem Ausmaß vor, dass es zu auffälligen Beschwerden kommt.

Nachfolgend Symptome, die entstehen können:

Blutgerinnungsstörungen
erhöhte Calcium-, Phosphor- und Glukoseblutwerte
geringer HDL-Cholesterin-Wert
Neigung zu Knochenbrüchen
Infektanfälligkeit
Störungen des zentralen Nervensystems
Unfruchtbarkeit
Wachstumsstörungen
trockene Haut
Ergrauen der Haare
Muskelzuckungen

JOD

Jod ist ein schwer diskutiertes Thema und spaltet die gesamte Medizinwelt in zwei Lager. Die eine Seite behauptet, Jod sei schädlich und man sollte darauf achten, bloß nicht zu viel davon mit der Nahrung aufzunehmen. Die andere Seite ist der Meinung, dass Jod eine essenzielle Rolle für unsere Gesundheit spielt und wir sicher stellen sollten, genug Jod zu uns zu nehmen. Die Pro-Jod-Bewegung geht sogar noch einen Schritt weiter: Laut ihnen ist Jod nicht nur wichtig für alle Körperzellen, sondern besonders für Gehirn, Schilddrüse, Brust und Eierstöcke. Welche Seite hat nun recht? Ich persönlich habe mich auf die Pro-Seite geschlagen, finde aber, dass sich jeder selbst eine Meinung bilden sollte. Es ist ein wirklich komplexes Thema, und um sich eine eigene Meinung bilden zu können, sollte man sich ein bisschen Zeit nehmen und in die Thematik einlesen.

Ein Jodmangel kann sich mit den typischen Symptomen einer Schilddrüsenunterfunktion zeigen, also:

Müdigkeit, Lustlosigkeit, Erschöpfung
Konzentrationsstörungen
Leistungsschwäche
stärkeres Schlafbedürfnis oder Schlafstörungen
Schluckbeschwerden, Kloß im Hals
raue, heisere Stimme
Verdauungsstörungen, Verstopfung, Durchfall
Kälteempfindlichkeit
Ängste, Depressionen
erhöhte Infektanfälligkeit
trockene Haut
Gewichtszunahme
hohe Cholesterinwerte

Typische Symptome nach dem

Symptom			
	Darmflora	Leber	Hormone
Haarausfall	X	X	X
Pickel, unreine Haut	X	X	X
Akne	X	X	X
Schwäche	X	X	X
Müdigkeit	X	X	X
Benommenheit	X	X	X
Schwindel	X	X	X
Schwaches Immunsystem	X	X	X
Depressionen	X		X
Stimmungsschwankungen	X		X
Reizbarkeit	X	X	X
Innere Unruhe	X		X
Trockene Haut	X		X
Trockene Kopfhaut	X		X
Muskelschwäche	X		X
Gelenkschmerzen	X		X
Kreislaufprobleme	X		X
Konzentrationsschwierigkeiten	X		X
Kopfschmerzen	X	X	X
Übelkeit	X	X	X
Vergesslichkeit	X		X
Blähungen/Blähbauch	X	X	X
Angstgefühle/Panik	X		X
Antriebslosigkeit	X	X	X
Verstopfungen	X	X	X
Durchfall	X		X
Verstärkte Menstruationsbeschwerden	X		X
Migräne	X	X	X
Schlafstörungen	X	X	X
Gewichtszu- oder -abnahme	X	X	X
Hitzewallungen			X

Absetzen und mögliche Ursachen

Mögliche Ursache									
Vit. C	Vit. D	Vit. B6	Vit. B12	Zink	Selen	Mangan	Magnesium	Jod	Eisen
			X	X	X				X
		X		X					
		X		X					
X	X	X	X				X		X
X	X	X					X	X	X
							X		
	X		X				X		X
X	X	X		X		X		X	X
X	X		X				X	X	
X		X	X				X		
X		X	X				X		
X			X				X		X
X						X			X
X									X
			X				X		
X	X		X				X		
			X						
	X			X	X		X	X	X
	X		X				X		
		X	X				X		X
			X	X			X	X	
		X	X				X		
			X				X	X	
			X				X		
		X					X	X	
		X		X			X	X	
		X					X		
							X		

Hauptsache Hormone?!

Auf Biegen und Brechen einen gesunden Zyklus haben zu wollen, ist ein Denkfehler.

Es ist ein absolutes Phänomen, das Frauen, die die Pille absetzen, fast alle gemeinsam haben: Sie warten ganz gespannt auf ihre erste Post-Pill-Periode und werten diese als Indikator dafür, dass ihre Hormone wieder im Einklang sind.

Kommt die Periode nicht nach den gewohnten 28 Tagen, fangen sie an, sich Sorgen zu machen. Lässt sie sogar mehrere Monate auf sich warten, folgt meist ein Besuch beim Arzt. PANIK!

Das ist der Zeitpunkt, an dem die meisten Frauen beginnen, Medikamente zu schlucken. Schilddrüsentabletten, die vielleicht nicht sein müssten, Dragees zum Auslösen der Blutung oder sogar erneut synthetische Hormone, um den Zyklus „wiederherzustellen". Einige versuchen es auch sanfter und beschränken sich auf Pflanzliches wie z. B. Mönchspfeffer, Yamswurzel oder auch mit bioidentischen Hormoncremes. Es ist ein verzweifelter Versuch, den Körper mit aller Gewalt dazu zu bringen, wieder einen regelmäßigen Zyklus zu bekommen.

Bei diesem Vorgehen werden einfach alle anderen Organe und Regelkreise des Körpers außer Acht gelassen. Außerdem muss ein regelmäßiger Zyklus nicht automatisch auch ein guter sein, denn die Regelmäßigkeit sagt noch nichts über die Qualität des Zyklus oder die Konzentration der Hormone aus und noch viel weniger über den Zustand des restlichen Körpers. Der Versuch, mit Medikamenten einen Zyklus zu erzwingen, schafft häufig eher neue Probleme.

Es ist wichtig zu verstehen, dass Hormone „nur" Botenstoffe sind. Damit der Körper Hormone bilden und sie dann mit ihren Botschaften von A nach B schicken kann, benötigt er Energie. Diese Energie kommt aus den kleinen Kraftwerken unserer Zellen, den Mitochondiren und um dort genug Energie zu generieren, braucht es Vitamine und Mineralstoffe. Damit diese wichtigen Vitalstoffe auch in unseren Zellen ankommen, müssen wiederum Organe wie Leber und Darm bei bester Gesundheit sein.

Lange Rede, kurzer Sinn: Sind unsere Hormone durcheinander, liegt die eigentliche Ursache meist viel tiefer, als wir auf den ersten Blick vermuten. Genau deshalb ist der ganzheitliche Blick auf den weiblichen Körper so unglaublich wichtig!

Packen
wir
die
Sache
also
lieber
richtig
an!

Das Absetzen der Pille ist ein ganzheitliches Projekt, an dem der gesamte Organismus beteiligt ist.

Die ganzheitliche Sicht auf die Dinge bedeutet auch, dass nicht jede auftretende Beschwerde auch automatisch etwas mit deinen Hormonen zu tun haben muss.

Natürlich ist es einfach, alles auf den „Entzug" der Pille zu schieben, wenn die ersten ungeliebten Symptome auftreten. Leider sind diese Symptome auch für viele Frauen der Grund, nach einigen Monaten Abstinenz wieder zur Pille zu greifen.

Meistens jedoch liegt die Ursache für Pickel, Akne, PMS, ausbleibende Regelblutungen, Haarausfall, Stimmungsschwankungen, fettige Haut, Verdauungsbeschwerden, in manchen Fällen auch Kopfschmerzen und Schwindel, gar nicht an einer Art Entzug. Es liegt daran, dass der gesamte Körper inkl. aller betroffener Organe sich umstellt, versucht sich zu reinigen und zu regenerieren, um alle Funktionen wieder herzustellen.

So kommt die Übelkeit beispielsweise vielleicht gar nicht von den Hormonen, sondern eher von einer überlasteten Leber, und die Kopfschmerzen sind keine Entzugserscheinung, sondern eine unausgewogene Darmflora.

Dein Körper versucht, dir damit etwas zu sagen!

Der menschliche Körper ist ein unglaubliches Wunder. Sei gut zu ihm.

Der menschliche Körper ist ein wunderbares, intelligentes und einzigartiges System! Lernt man ihn zu verstehen, seine Signale zu deuten und behandelt man ihn gut, ist er in der Lage, sich weitestgehend selbst zu heilen.

Es besteht also auch nach dem Absetzen der Pille absolut kein Grund zur Panik! Es gibt für jedes Symptom eine Ursache und Tipps und Tricks, um natürlich entgegenzuwirken und dem Körper bei seinem Heilungs- und Entgiftungsprozess bestmöglich zu unterstützen.

Alles was man dafür benötigt, ist ein gewisses Bewusstsein für den eigenen Körper, Geduld und Verständnis dafür, dass er nicht innerhalb von ein paar Tagen funktioniert, wie wir es gerne hätten. Es sind viele Prozesse, die in ihm vorgehen und diese brauchen eben auch ihre Zeit. Wichtig ist, dass du Vertrauen in deinen Körper hast.

Dein Körper ist keine Maschine! Er ist ein einzigartiger Organismus. Liebe ihn, vertraue ihm und behandle ihn gut. Du hast nur diesen einen!

In den nächsten Kapiteln erkläre ich dir Step by Step, wie du deinem Körper auf einfache und natürliche Weise die bestmögliche Unterstützung zukommen lassen kannst, um ihn nach dem Absetzen der Pille wieder auf Vordermann zu bringen!

Ich wünsche dir auf deinem Weg in ein Leben ohne synthetische Hormone viel Erfolg und alles Gute!

Ein Plan ohne ist ein

JÜDISCHES

Programm Traum.

SPRICHWORT

Kauf dir ein Basalthermometer!

Die Beobachtung deines Zyklus' nach dem Absetzen ist sehr wichtig. Dazu brauchst du ein passendes Thermometer. Während ein normales nur eine Stelle nach dem Komma hat, verfügt ein Basalthermometer über zwei. Um deinen Zyklus richtig auszuwerten, brauchst du eines mit zwei!

MEDIPLUS

Das Mediplus hat eine tolle beleuchtete Anzeige, man kann Datum und Uhrzeit einstellen und bis zu 60 Messungen speichern. Es hat sogar einen eingebauten Wecker. Im Gegenteil zu den meisten anderen Thermometern hat es einen angenehmen Summ-Alarm statt diesem typischen Piep-Geräusch.
Kosten: ca. 20 €

BABY MAD

Das Baby Mad hat deutlich weniger Highlights und Funktionen als das Mediplus. Auf der nicht beleuchteten Anzeige sieht man tatsächlich nur das Wichtigste, und das ist die Temperatur mit zwei Stellen nach dem Komma. Leider speichert es auch nur die letzte gemessene Temperatur. Deshalb ist es wichtig, sie nach dem Messen sofort zu notieren.
Kosten: ca. 10 €

GERATHERM BASAL DIGITAL

Das Geratherm Basal Digital ist definitiv auch ein gutes Thermometer. Es hat ebenfalls zwei Stellen nach dem Komma und speichert bis zu 10 Messwerte. Allerdings piepst es sehr schnell, manchmal schon nach wenigen Sekunden, was mir persönlich absolut nicht gefällt.
Kosten: ca. 12 €

DOMOTHERM RAPID

Das Domotherm Rapid ist das einzige Thermometer dieser Auswahl, welches nicht explizit für die Zykluskontrolle entwickelt wurde. Trotzdem hat es ebenfalls zwei Stellen nach dem Komma und speichert den letzten Messwert.
Kosten: ca. 7 €

Tracke deinen Zyklus und lerne, ihn zu verstehen....

Grundsätzlich ist es einfach wichtig, seinen Körper gut zu kennen und zu wissen, was wann in ihm vorgeht. Speziell nach dem Absetzen der Pille ist es umso wichtiger, auf Zeichen und Symptome zu achten. Durch die Beobachtung deines Zyklus, wirst du sehen können, wann sich dein Körper wieder regeneriert hat und ob Symptome oder Nebenwirkungen, die du vielleicht von der Pille hattest, verschwinden. Falls sich nach dem Absetzen kurzfristig neue Probleme entwickeln, lässt sich mittels der Beobachtung meist schnell herausfinden, woran es liegen könnte. Wenn du deine auftretenden Symptome zum jeweiligen Zyklustag einträgst, ist dies sowohl für dich als auch für deinen Arzt sehr hilfreich.

Was benötige ich dafür?

1. ein Thermometer mit zwei Stellen nach dem Komma
2. ein Zyklusblatt oder eine App
3. ungefähr 3 Minuten Zeit nach dem Aufstehen

Warum zwei Stellen nach dem Komma?

Findet ein Eisprung statt, steigt die Temperatur um mindestens 0,2 °C. Hast du nun ein Thermometer mit nur einer Stelle nach dem Komma, kann es hier zu Ungenauigkeiten kommen. Stell dir z. B. vor, deine Temperatur steigt von 37,1 auf 37,3 °C. Das sind auf den ersten Blick die besagten 0,2 °C Temperaturanstieg, die deinen Eisprung vermuten lassen. ABER! Ein Thermometer mit zwei Stellen nach dem Komma würde den Temperaturanstieg genauer anzeigen – nämlich von 37,17 auf 37,30 °C –, somit hättest du lediglich einen Anstieg von 0,13 °C, also noch zu niedrig, um den Eisprung nachzuweisen.

Wie funktioniert das?

Direkt nach dem Absetzen der Pille solltest du anfangen, deinen Zyklus und deine Symptome zu beobachten. Der erste Tag deiner Abbruchblutung ist somit dein erster Zyklustag. Jeden morgen, noch im Liegen, misst du deine Temperatur und trägst sie in einem Zyklusblatt ein. Auftretende Symptome trägst du auch am jeweiligen Tag ein.

Ein ausgeglichener Zyklus ist sehr wichtig für unser Wohlbefinden. Die hormonelle Balance sagt nicht nur viel über unsere gesundheitliche Situation, sondern ist auch selbst an vielen körperlichen Prozessen beteiligt. Deshalb können Hormone durchaus das ein oder andere Symptom hervorrufen, wenn sie durcheinander gekommen sind.

Dazu musst du wissen: Du produzierst nicht automatisch immer die gleichen Hormone, sondern verschiedene Hormone in den beiden Zyklushälften. Diese sollten immer im richtigen Verhältnis zueinander stehen, damit es dir gut geht. Probleme wie PMS, sehr starke Regelschmerzen oder sogar PCOS sprechen immer für ein hormonelles Ungleichgewicht, und das würdest du anhand dieser Zyklusauswertungen sehen.

In der ersten Zyklushälfte produziert der Körper hauptsächlich Östrogen, welches kurz vor dem Eisprung seinen Höhepunkt erreicht. Mit dem Eisprung startet dann die Progesteronbildung, denn aus dem Follikel, der nach dem Eisprung zurückbleibt, entwickelt sich der sogenannte Gelbkörper. Er bildet das Hormon Progesteron.

Wie sollte ein Zyklus aussehen?

Ein normaler, gut funktionierender Zyklus beträgt zwischen 21 und 35 Tagen. Er beginnt mit dem ersten Tag der Periode und endet mit dem letzten Tag vor der nächsten Periode. Die Temperatur ist in der ersten Zyklushälfte niedriger als in der zweiten Hälfte (Tieflage und Hochlage). Im Idealfall haben beide Zyklushälften eine ähnliche Länge. Eine Hochlage sollte zwischen 10 und 16 Tage andauern. Ist also deine Tieflage z. B. 19 Tage lang und die Hochlage 14, dann ist das vollkommen in Ordnung. Hast du allerdings eine 25-tägige Tieflage und nur eine Hochlage von nur 9 Tagen, spricht das für ein Ungleichgewicht.

.Du wirst die spannenden Veränderungen deines Zyklus aber mit dem Zyklustracking sehr schnell miterleben können und sehen, wie er sich nach und nach normalisiert.

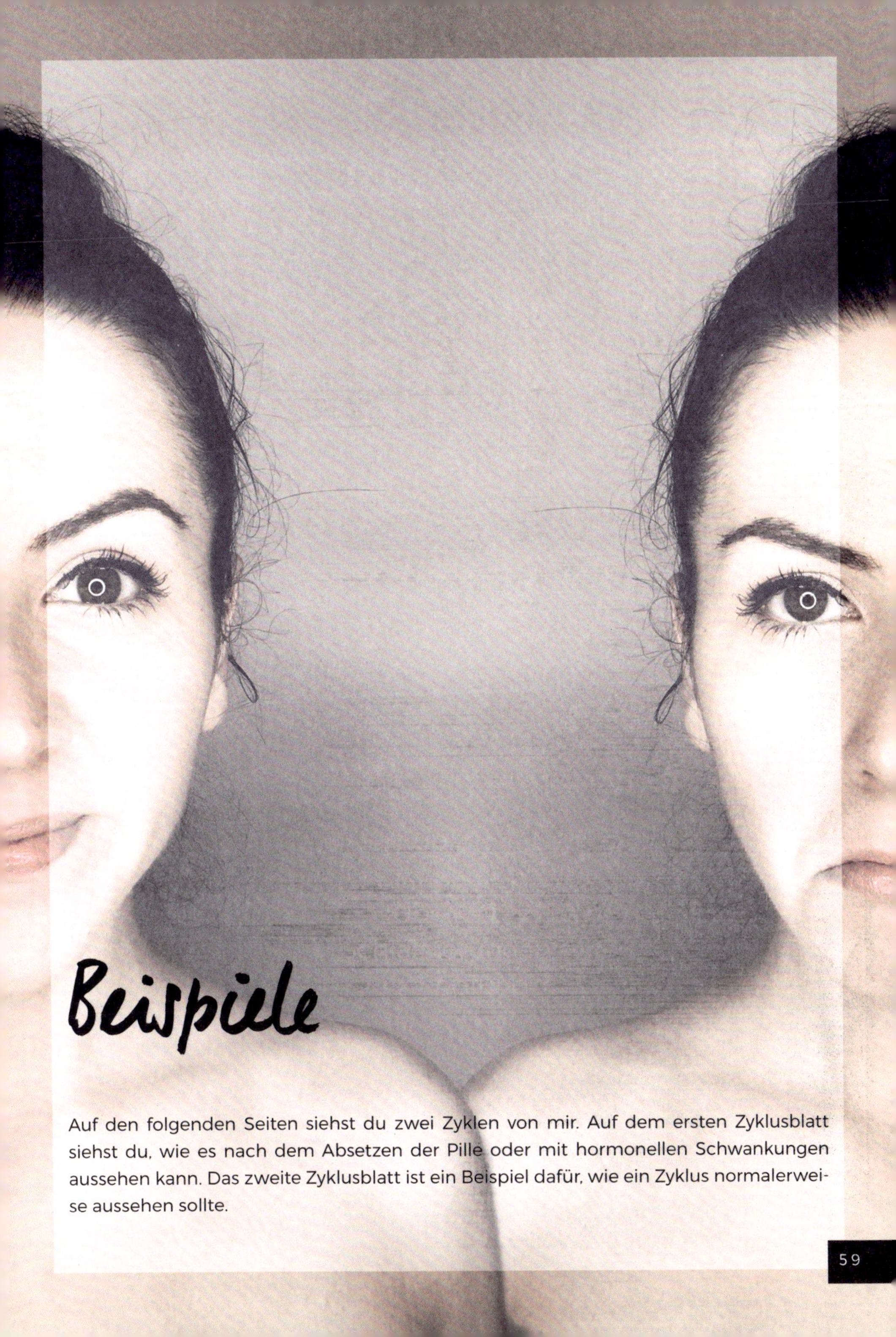

Beispiele

Auf den folgenden Seiten siehst du zwei Zyklen von mir. Auf dem ersten Zyklusblatt siehst du, wie es nach dem Absetzen der Pille oder mit hormonellen Schwankungen aussehen kann. Das zweite Zyklusblatt ist ein Beispiel dafür, wie ein Zyklus normalerweise aussehen sollte.

Beispiel 1: Chaos!

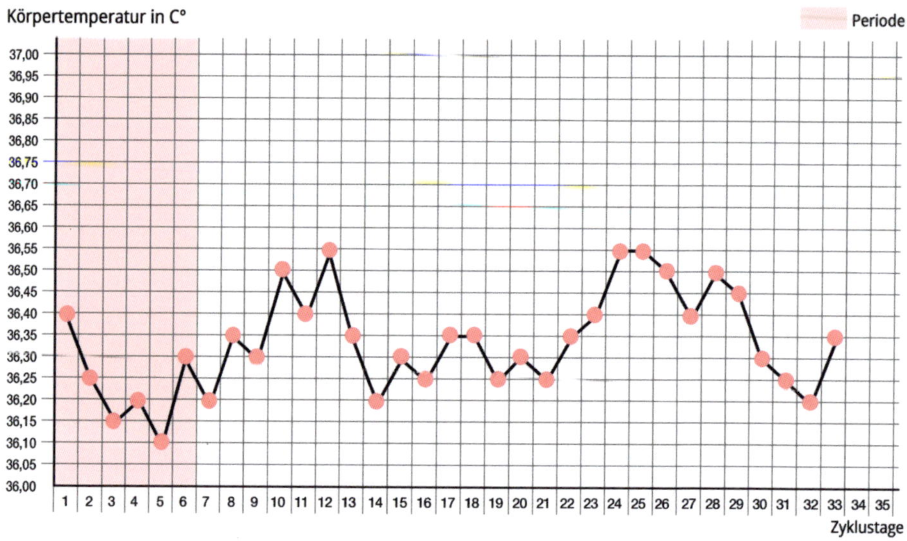

	1	2	3	4	5	6	7	8	9	10	11	12	13	14	15	16	17	18	19	20	21	22	23	24	25	26	27	28	29	30	31	32	33	34	35
Mens	X	X	X	X	X	X																													
Zervix							t	t	S	S	S	S	S	S	S	S	S	S	S	S	S	S	S	S	S	S	S	S	S	t	t	t	t		
Übelkeit	X	X																													X	X	X		
Schwindel	X												X	X	X			X	X																
Kopfschmerzen																																			
Durchfall	X	X	X					X	X	X	X						X	X						X	X	X					X	X			
Blähbauch	X	X												X	X	X	X												X	X	X	X	X		
Wassereinlagerungen	X	X	X	X									X	X	X																				
Unterleibsschmerzen	X	X																															X		
Mittelschmerz																																			
Brustspannen																									X	X	X	X	X	X	X	X	X		
Erschöpfung	X	X	X	X	X	X	X	X	X						X	X		X	X				X	X	X	X	X	X	X	X	X	X			
Muskelschmerzen	X	X	X	X	X	X	X	X	X	X															X	X	X		X	X					

Wie man nur unschwer erkennen kann, sieht dieser Zyklus nicht gerade vorbildlich aus. Man kann zwischen der ersten und zweiten Zyklushälfte keinen großen Unterschied erkennen: keine Tief- oder Hochphase, kein Eisprung. Dafür aber jede Menge ungeliebte Symptome und Beschwerden. Nach dem Absetzen der Pille blieb meine Periode erst knapp ein Jahr komplett aus und kam dann sehr unregelmäßig alle paar Monate. Als ich endlich nur noch Zyklen von 30 - 35 Tagen hatte, sahen diese so chaotisch aus. Das blieb auch eine lange Zeit so - trotz einiger "Behandlungen" bei diversen Ärzten - oder wurde schlimmer. Erst als ich begonnen habe, meinen Körper zu entlasten und zu unterstützen, sah man das auch auf meinem Zyklusblatt.

Beispiel 2: YAY!

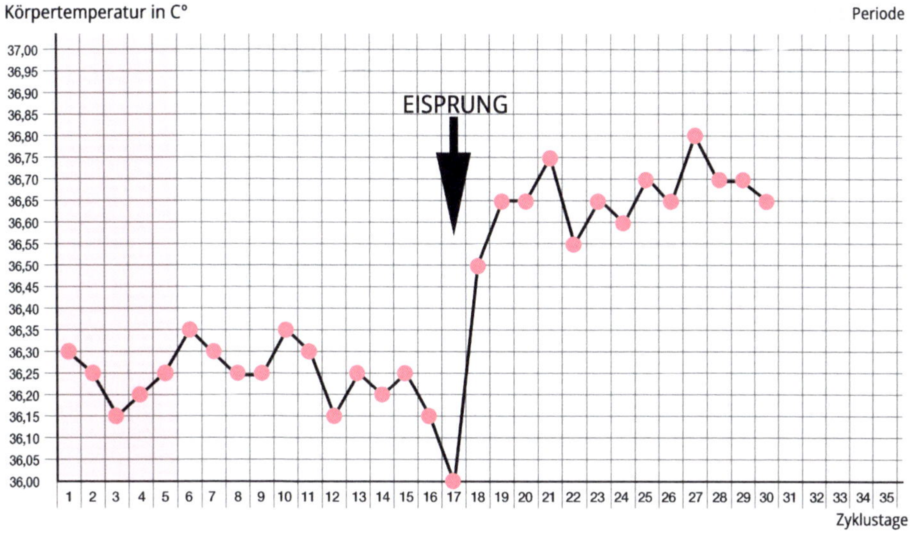

	1	2	3	4	5	6	7	8	9	10	11	12	13	14	15	16	17	18	19	20	21	22	23	24	25	26	27	28	29	30	31	32	33	34	35
Mens	X	X	X	X	X																														
Zervix						t	t	S	S	S	S	S	S	S	S	S+	S+	S+	S+	S	S	S	S	S	S	S	S	S	S	t					

	1	2	3	4	5	6	7	8	9	10	11	12	13	14	15	16	17	18	19	20	21	22	23	24	25	26	27	28	29	30	31	32	33	34	35
Übelkeit	X																																		
Schwindel	X																X	X	X																
Kopfschmerzen																																			
Durchfall	X																X	X																	
Blähbauch	X	X																												X					
Wassereinlagerungen																																			
Unterleibsschmerzen	X																																		
Mittelschmerz																X	X	X																	
Brustspannen																									X	X	X	X	X	X					
Erschöpfung	X	X																	X	X										X					
Muskelschmerzen	X																												X	X					

Siehst du den Unterschied? Nach knapp vier Monaten der Entlastung und Unterstützung meiner Organe, ging es mir nicht nur um einiges besser, sondern man konnte die unglaubliche Veränderung auch auf dem Zyklusblatt sofort erkennen. Die Symptome haben sich mehr als halbiert, und man sieht sowohl eine Tief- als auch eine Hochphase inklusive dem unübersehbaren Eisprung in der Zyklusmitte! Von Zyklus zu Zyklus wurden die Symptome immer weniger. Heute habe ich nur noch selten Beschwerden, die auf meine Hormone bezogen werden können. Diesen Wandel hat mein Zyklus durchlebt, ohne dass ich auf hormonregulierende Mittel oder bioidentische Hormone zurückgegriffen habe und das sogar mehrere Jahre nach dem eigentlichen Absetzen.

Check all deine Kosmetikprodukte...

Wirf einen kritischen Blick auf deine Kosmetikprodukte! Leider ist es den meisten Frauen gar nicht bewusst: In vielen Kosmetikprodukten wimmelt es nur so von hormonwirksamen Inhaltsstoffen. Natürlich ist es grundsätzlich nicht ratsam, diese Produkte zu verwenden, aber gerade nach dem Absetzen hormoneller Verhütungsmittel doppelt blöd. Immerhin versuchst du, deinen Körper von synthetischen Hormonen zu befreien und willst ihm gerade in dieser Zeit nicht noch welche zuführen.

Die Haut ist das größte Organ des Körpers und saugt alles auf, was du benutzt. **Gerade Hormone oder hormonähnliche Substanzen werden über die Haut am besten aufgenommen.** Genau aus dem Grund wird in vielen Hormonersatztherapien mit hormonhaltigen Cremes behandelt. Transdermal, also über die Haut, werden die Hormone schneller im Körper aufgenommen. Das mag bei einer gezielten Therapie ganz fantastisch sein, heißt aber im Umkehrschluss auch, dass alles, was du dir täglich auf die Haut schmierst, direkt in deinen Organismus gelangt.

Hormonell wirksame Chemikalien sind synthetische Stoffe, die ähnlich wirken können wie körpereigene Hormone. Viele Substanzen wirken auf die gleichen Hormonrezeptoren wie natürliche Geschlechtshormone, z. B. die weiblichen Sexualhormone, die Östrogene, oder deren männliches Pendant, die Androgene. Auch ihre Effekte auf das Schilddrüsenhormonsystem sind bekannt. Manche hormonell wirksamen Chemikalien interagieren sogar mit mehreren Hormonrezeptoren gleichzeitig.

In einer Studie* hat der BUND (Bund für Umwelt und Naturschutz Deutschland e.V.) herausgefunden, dass jedes dritte Kosmetik- bzw. Körperpflegeprodukt hormonell wirksame Chemikalien enthält. Von den 62.559 überprüften Produkten enthielten 30 % mindestens einen, 20 % sogar mehrere hormonell wirksame Stoffe.

*Der Kosmetik-Check - BUND-Studie zu hormonell wirksamen Stoffen in Kosmetika, Juli 2013

Finde die versteckten Hormone, Sherlock...

Genau deshalb ist es so wichtig, dass du dir genau anschaust, welche Produkte du verwendest. Gesichtscreme, Bodylotion, Make Up, Puder, Rouge, Lippenstifte, Shampoo, Spülung, Sonnencreme, um nur einige zu nennen. Du solltest dir genau überlegen, was täglich mit deiner Haut in Berührung kommt und alles auf die Inhaltsstoffe untersuchen.

Selbstverständlich gibt es dafür auch Hilfen. Du musst also nicht alle Inhaltsstoffe googlen. Das übernehmen ganz tolle Apps für dich, beispielsweise **TOXFOX** oder auch **CODECHECK!** Einfach eine der Apps runterladen, installieren und dann kannst du ganz einfach deine Produkte mittels Strichcode einscannen. Sollten hormonell wirksame Stoffe enthalten sein, sagt dir die App das sofort und du kannst sie entsorgen.

Ein letzter Hinweis zum Thema ungewollte Hormone:
Sie verstecken sich leider in vielen Produkten, in denen man sie absolut nicht vermuten würde. So beispielsweise auch in Weichmachern. Weichmacher sind in Plastikflaschen, Tupperdosen und eben in allem enthalten, was in irgendeiner Form weichgemachtes Plastik darstellt.
Natürlich musst du nicht deinen gesamten Haushalt auf den Kopf stellen. Nur eine Hormonquelle wird dich auch nicht gleich zum Zombie machen. Sieht man allerdings das Gesamtbild, kann es schon kritisch werden. Sollte also dein Shampoo, deine Duschlotion, Gesichtscreme, dein Weichspüler und dein Conditioner etwas hormonähnliches enthalten und du zusätzlich Getränke aus Plastikflaschen trinkst, sind das insgesamt schon sehr viele Hormone. Zumal man auch über seine Ernährung unbemerkt Hormone zu sich nehmen kann. Dazu aber später mehr.

Schreib' dir einen Masterplan...

Ab dem nächsten Kapitel werden einige Informationen, Ratschläge und Empfehlungen auf dich einprasseln. Diese Wucht an neuem Wissen und Dingen, die man am liebsten sofort umsetzen möchte, kann einen schnell überfordern. Deshalb ist es so wichtig, sich einen Plan zu machen und Ziele zu setzen.

SCHNAPP' DIR ALSO EINEN ZETTEL UND EINEN STIFT!

Zuerst solltest du dir die wichtigsten Informationen notieren:

Wann hast du die Pille abgesetzt?
Welche Symptome hattest du während der Einnahme?
Welche vielleicht schon nach dem Absetzen?
Was soll sich alles positiv verändern?

So hast du einen aktuellen Stand der Dinge, anhand dessen du später sehen kannst, was sich in welcher Zeit wie verändert hat. Manche Symptome verschwinden nämlich so schleichend, dass man es gar nicht gleich bemerkt.

Als nächstes notierst du dir zu jedem Kapitel ein Ziel! Wie anfangs schon erwähnt, macht es keinen Sinn, alles sofort umzusetzen. Das setzt nicht nur dich, sondern auch deinen Körper unter Druck und sorgt für Stress.

BEGINNE MIT DIESEM KAPITEL

Hast du dir schon ein Basalthermometer gekauft?
Hast du schon ein Zyklusblatt gestaltet oder heruntergeladen?
Hast du Deine Kosmetika auf Hormone geprüft und ggf. ausgetauscht?

Setz' dir ein Ziel, bis zu welchem Zeitpunkt du das alles erledigen möchtest. Genau so kannst du das mit den weiteren Kapiteln auch handhaben. Schreibe dir alles heraus, was du umsetzen möchtest, setze dir Ziele und notiere dir von Tag zu Tag oder Woche zu Woche deine Symptome. Und mach dir Notizen zu Veränderungen.

Wichtig ist, dass du dabei auch die Reihenfolge dieses Buches befolgst, denn tatsächlich hat diese einen tieferen Sinn. Es ist beispielsweise nicht unbedingt Sinnvoll sich mit Vitalstoffpräparaten einzudecken, aber nichts an der Ernährung zu ändern. Also arbeite dich am besten von vorne nach hinten durch und setz die Tipps um, die für dich gut in deinen Alltag zu integrieren sind und mit denen du dich wohlfühlst.

Viel Erfolg!

Mit Vorerkrankungen ist nicht zu spaßen...

Die Pille wird recht häufig als Medikament gegen hormonbedingte Krankheiten, wie beispielsweise das **Polyzystische Ovarial-Syndrom (PCOS) oder auch Endometriose,** verschrieben. Natürlich sollte dich keine Erkrankung davon abhalten, dich von der Antibabypille zu verabschieden, jedoch bedarf es in dem Fall ein bisschen mehr Vorbereitung.

Solltest du von einer hormonellen Erkrankung betroffen sein, die mittels Pille in Schach gehalten wurde, muss dir bewusst sein, dass dein Krankheitsbild nach dem Absetzen wieder eintreten kann.

Es ist deshalb sehr wichtig, dass du deinen behandelnden Arzt informierst und mit ihm weitere Schritte besprichst.
Sollte dir dein aktueller Arzt nicht weiterhelfen, suche dir gleich zu Beginn die richtige Unterstützung.

Für so gut wie jede Erkrankung hormonellen Ursprungs gibt es eine alternative Behandlung zur Pille. Wichtig ist nur, sich sofort die richtige Hilfe zu holen. Hierzu kannst du dir einen Termin bei einem naturheilkundlich behandelnden Gynäkologen oder auch einem Heilpraktiker mit Schwerpunkt Frauenheilkunde geben lassen.

SCHILDDRÜSE

Bei Funktionsstörungen der Schilddrüse und entsprechender Medikation sollte die Dosierung nach Absetzen der oralen Kontrazeptiva im Auge behalten werden, da sich in manchen Fällen der Bedarf an Schilddrüsenhormonen verändert.

Die wirksamste

natürliche Heilkraft,

eines jeden

— HIPPOK

Medizin ist die

die im Inneren

von uns liegt.

RATES

Entlaste deinen gesamten Organismus...

SCHLECHTE ANGEWOHNHEITEN

Wenn wir mal ehrlich sind, haben wir doch alle Angewohnheiten, von denen wir wissen, dass sie nicht sonderlich gesundheitsfördernd sind. Allerdings ist es nie einfach, sie loszuwerden. Ist ein Körper fit, gesund und leistungsfähig, wird er mit diesen schlechten Angewohnheiten im Normalfall auch ganz gut fertig.

Nach dem Absetzen der Pille sieht das aber etwas anders aus. Dein Körper hat ein Mammut-Projekt vor sich und muss unheimlich viel leisten. Er muss erst mal die synthetischen Hormone loswerden, die du die ganzen Jahre geschluckt hast. Anschließend muss das Hormonsystem wieder lernen, richtig miteinander zu kommunizieren. Einige hormonelle Prozesse, wie z. B. der Eisprung, waren die gesamte Pillenzeit über außer Kraft gesetzt, und müssen jetzt erst mal wieder neu erlernt werden. Das kostet Kraft, Energie und Zeit. Dieser Prozess betrifft deinen ganzen Organismus, verlangt viel von ihm ab und deshalb kann er keine weiteren Belastungen gebrauchen.

Du solltest dir also klar machen, dass alles, was ihn zusätzlich Kraft kostet, wie z.B. **Rauchen, Alkohol und viel Kaffee,** in dieser Zeit nicht gut für dich ist. Während deine Leber beispielsweise damit beschäftigt ist, Alkohol oder Koffein abzubauen, kann sie sich gerade nicht darum kümmern, die Hormone loszuwerden. Einleuchtend oder?

ERNÄHRUNG

Dieser Abschnitt ist in meinen Augen fast einer der wichtigsten, denn an dem Sprichwort „Du bist was du isst" ist tatsächlich was dran. Die meisten von uns machen sich über ihre Ernährung und die verschiedenen „Gefahrenquellen" nicht wirklich viele Gedanken. Gerade wenn man zu den Glücklichen gehört, die keine Nahrungsmittelunverträglichkeiten haben oder nicht schnell Gewicht zulegen, isst man einfach das, worauf man gerade Lust hat.

Das ist für einen super gesunden Körper auch meist gut zu verarbeiten. Auf Dauer ist das zwar auch nicht gesundheitsfördernd, aber man macht sich ja erst Gedanken um seine Gesundheit, wenn die ersten Probleme auftreten.

Gesunde Ernährung ist deshalb so wichtig, weil sie einen enormen Einfluss auf die Darmgesundheit hat. Wie zu Beginn bereits ausführlich erklärt, ist der Darm der absolute Schlüssel zur Gesundheit.

Wenn wir in diesem Kapitel also versuchen möchten, unseren Körper bestmöglich zu entlasten, können wir die perfekte Post-Pill-Ernährung nicht außen vor lassen. Auf den nächsten Seiten gehen wir darauf ein, worauf du bei deiner Ernährung achten solltest, welche Nahrungsmittel du besser meidest und auch, wann du am besten isst.

Gutes Essen, schlechtes Essen...

Jetzt kommen wir zu dem Teil, den die meisten Menschen fürchten. Wir Homo sapiens sind Gewohnheitstiere und ändern nur sehr ungern etwas in unserem Leben. Ganz besonders Veränderungen an den Essgewohnheiten machen vielen zu schaffen. Wahrscheinlich weil es anfangs den Eindruck erweckt, man müsste auf unheimlich viel verzichten. Einige selbsternannte Genussmenschen behaupten sogar, es würde sie in ihrer Lebensqualität einschränken.

Ich behaupte, sich auf eine bewusste, gesunde Ernährung umzustellen, ist anfangs eine kleine Herausforderung, aber machbar. Es geht. Es geht auch ohne das Gefühl, auf etwas verzichten zu müssen. Wenn man erst mal begriffen hat, was man seinem Körper mit gewissen Lebensmitteln antut und die ersten positiven Veränderungen auftreten, möchte man nie wieder in sein altes Essverhalten zurück.

Was ist gut und was ist schlecht?
Es ist eine ganz einfache Strategie, die nicht ohne Grund bei vielen Erkrankungen, chronischen Beschwerden, Autoimmunkrankheiten und sogar bei psychischen Krankheitsbildern erfolgreich angewendet wird. Es gibt Lebensmittel, die auf den Körper entzündlich wirken und jene, die antientzündlich wirken. In manchen Kreisen auch "Gute-Laune-Nahrung" und "Schlechte-Laune-Nahrung" genannt.

Der Trick ist also, so viel "Gute-Laune-Nahrung" zu sich zu nehmen wie möglich und so wenig "Schlechte-Laune-Nahrung" wie nötig!

Grundsätzlich ist das eine empfehlenswerte Ernährungsform und zwar ganz unabhängig vom Gesundheitszustand. Man tut sich damit einfach wirklich einen Gefallen. In einer Situation, in der der Körper angeschlagen und aus der Balance geraten ist, wird diese Art der Ernährung um so wichtiger. Es wirkt wahre Wunder!

Schlechte-Laune-Nahrung
Zu den Lebensmitteln, die deinem Körper so gar nicht gefallen, gehören hauptsächlich Nahrungsmittel und Getränke mit folgenden Inhaltsstoffen:

Gluten (hauptsächlich Weizen)
Kasein
Schweinefleisch
Industriezucker
Geschmacksverstärker
Süßstoff
Koffein

Gute-Laune-Nahrung
Grundsätzlich gilt: viel frisches Obst und Gemüse, dazu gutes Fleisch und qualitativ hochwertigen Fisch. Gerade bei Fleisch und Geflügel sollte man beachten, verarbeitete Produkte so wenig wie möglich zu verwenden. Hierzu gehört alles, was durch Räuchern, Salzen, nitrithaltiges Pökelsalz oder andere Chemikalien behandelt wurde, um sie haltbar zu machen oder geschmacklich und optisch aufzuwerten.

Statt dessen frisches, unverarbeitetes Fleisch aus Biohaltung verwenden, im besten Fall direkt vom Bauernhof aus der Nachbarschaft.

Unter'm Strich also viel Obst und Gemüse, gute Fette, gesunde Kohlenhydrate kombiniert mit Fleisch, Geflügel und Fisch.

Der menschliche Körper benötigt sowohl Kohlenhydrate, Vitamine und Ballaststoffe als auch Eiweiße und Fette, um all die wichtigen Nährstoffe zu bekommen, die er braucht. Deshalb ist es wichtig, sich auch mal ein kleines bisschen damit zu beschäftigen, was man über den Tag verteilt so zu sich nimmt und sich ein paar Fragen stellt:

Wie viel von dem, was ich esse, hat tatsächlich einen Mehrwert für meinen Körper? Und wie viel davon ist einfach nur „lecker", aber für den Körper unnötig oder sogar schädlich?

Im Idealfall achtest du darauf, deine Mahlzeiten so aufzubauen, dass alles Wichtige kombiniert ist, zum Beispiel:

2 – 3 Tassen Gemüse pro Mahlzeit
Karotten, Kürbis, Blumenkohl, Brokkoli, Pastinaken, Kohl, Spinat, Salate, Tomaten, Paprika, Auberginen, Zucchini etc.

20 - 30 g Eiweiß (Proteine) pro Mahlzeit
Eier, Geflügel, Rind, Lachs, Grüne Bohnen, Hülsenfrüchte etc., alternativ auch Proteinpulver aus z. B. Reis oder Kollagen-Hydrolisat

50 g Kohlenhydrate pro Mahlzeit
Quinoa, Haferflocken, Amaranth, Buchweizen, Hirse, Urdinkel, Urkorn, Kartoffeln, Süßkartoffeln etc.

1 EL Fett pro Mahlzeit
Olivenöl, MCT-Öl, Ghee, Butter, Kokosöl, Nüsse, Samen etc.

So sieht ein Tag auf meinem Teller aus...

Frühstück
Schoko-Porrige aus einem Hafer-Buchweizen-Quinoa-Flocken-Mix, mit Mandelmilch, Rohkakao, Eiweißpulver, Zimt, Kokosflocken und einem Schuss Dattelsirup, dazu Obst nach Wahl. Ich nehme zu der Schoko-Variante immer gerne eine Banane.

Mittagessen
Pastinaken-Karottensuppe, auf der Basis von Knochenbrühe.

Abendessen
Gebratenes Hähnchenbrustfilet, entweder mit einem großen gemischten Salat oder einer Gemüsepfanne.

Für den Hunger zwischendurch
Ich greife immer mal auf Kokos-Chips, Obst oder Gemüsesticks zurück. Und wenn ich Lust auf etwas Süßes habe, dann gibt's Brownie Bites.
Die Rezepte hierzu findest du am Ende des Buches.

GEMÜSE
Artischocken
Bambussprossen
Blumenkohl
Bock Choy
Brokkoli
Chicorée
Esskastanien
Fenchel
Frühlingszwiebeln
Grüne Bohnen
Grünblattgemüse
Grünkohl
Gurken
Ingwer
Karotten
Knoblauch
Kohlrabi
Kürbis
Lauch
Paprika
Pastinaken
Rettich und Radieschen
Rucola
Rosenkohl
Rote Bete
Rotkohl
Sauerkraut (nicht Rohkost)
Sellerie
Spargel, grün und weiß
Spinat
Steckrüben
Süßkartoffeln
Tomaten
Weißkohl
Zucchini
Zwiebeln
Zuckererbsen

OBST
Äpfel
Avocado
Bananen
Cranberries
Erdbeeren
Feigen
Grapefruit
Heidelbeeren
Johannisbeeren
Kirschen
Kiwi
Kokosnuss
Mango
Mandarine
Nektarine
Orange
Papaya

KRÄUTER & GEWÜRZE
Basilikum
Chili
Curcuma
Curry
Dill
Ingwer
Kardamom
Koriander
Kümmel
Minze
Oregano
Pfeffer
Rosmarin
Safran
Thymian
Zimt

HÜLSENFRÜCHTE
Bohnen
Erbsen
Kichererbsen
Linsen

SAMEN UND NÜSSE
Cashewnüsse
Erdmandeln
Flohsamen
Hanfsamen
Leinsamen
Haselnüsse
Kürbiskerne
Pekannüsse
Sesam
Sonnenblumenkerne
Walnüsse

PSEUDO-GETREIDE
Amaranth
Buchweizen
Quinoa

GESUNDE GETREIDE
Gerste
Grünkern
Haferflocken
Hirse
Mais
Reis
Ur-Dinkel

FETTE & ÖLE
Ghee-Öl
Kokosöl
Leinöl
Leinsamenöl
Macadamiaöl
Mandelöl
MCT-Öl
Olivenöl
Sesamöl
Walnussöl

SONSTIGES
Apfelessig
Meersalz
Roh-Kakao

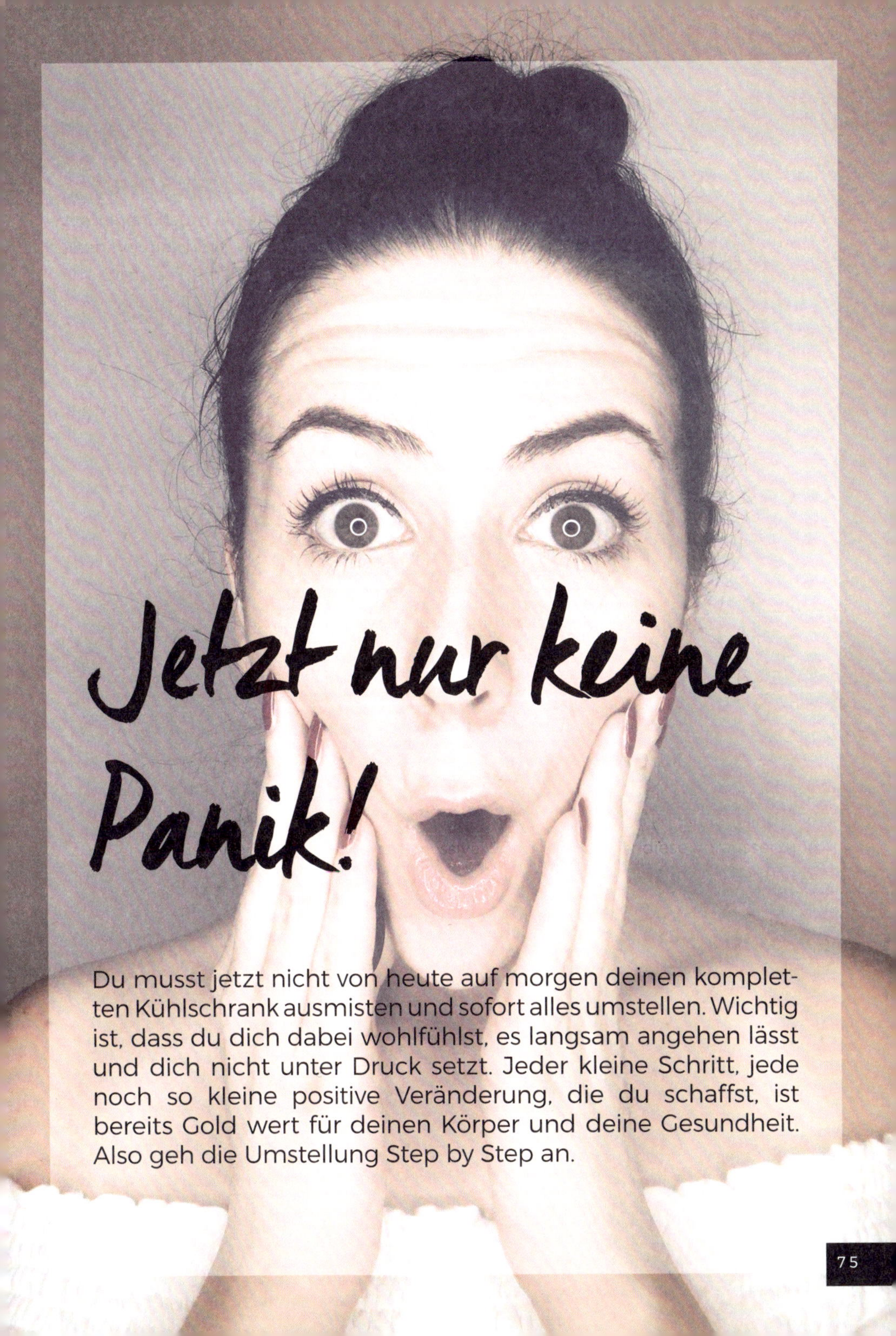

Jetzt nur keine Panik!

Du musst jetzt nicht von heute auf morgen deinen kompletten Kühlschrank ausmisten und sofort alles umstellen. Wichtig ist, dass du dich dabei wohlfühlst, es langsam angehen lässt und dich nicht unter Druck setzt. Jeder kleine Schritt, jede noch so kleine positive Veränderung, die du schaffst, ist bereits Gold wert für deinen Körper und deine Gesundheit. Also geh die Umstellung Step by Step an.

Worauf du in Zukunft achten solltest...

WEIZEN & GLUTEN

Hinter den gewöhnlichsten Lebensmitteln, die wir gerne täglich essen, verbirgt sich schon die erste Gesundheitsfalle: Gluten. Dazu gehören Brot, Nudeln, Brötchen, Backwaren wie Kaffeestückchen und Kekse. All diese Leckereien bestehen aus Auszugsmehl, meist gemahlen aus Weizen.

So gut wie alle Getreidearten, ob voll- oder ausgemahlen, enthalten ein besonderes Proteingemisch namens Gluten. Dieser auch Klebereiweiß genannte Inhaltsstoff, ist im Grunde genommen – je nach Zusammensetzung – erst mal ungefährlich für den menschlichen Körper, außer man leidet an Zöliakie.

Allerdings gibt es speziell mit dem in Weizen enthaltenen Gluten in den letzten Jahren ein immer größer werdendes Problem. Und das liegt hauptsächlich daran, dass sich der Glutengehalt durch die ständige Modifizierung der Weizenzüchtung in den letzten 50 Jahren mehr als verzehnfacht hat. Lag der Glutenanteil damals bei ca. 5 %, so liegt er heute bei 80 %. Heutzutage essen wir keinen reinen Weizen mehr, sondern Weizenhybride. Diese wurden speziell gezüchtet, um schneller zu wachsen, größer zu werden, wetterresistent zu sein und mehr Ertrag zu bringen.

Zudem gibt es verschiedene Hybridformen, beispielsweise welche mit einem hohen Stärkegehalt oder noch mehr Gluten, um das Herstellen von Fertigprodukten zu vereinfachen. Auch die Verarbeitung und Herstellung von Backwaren wurde in den letzten Jahren immer weiter modifiziert. Mehr Ware, schnellere Herstellung und mehr Gewinn für die Industrie, gesundheitliche Nachteile für uns. Was wir also heute mit den Backwaren aus Weizen zu uns nehmen, ist komplett frei von Vitalstoffen und bietet dem Körper keinen Mehrwert, im Gegenteil.

Was bewirkt Gluten im Körper?

Verzehrt man zuviel von diesem netten Protein, kann es die Innenwand des Verdauungstraktes so sehr reizen, entzünden und verletzen, dass die Nährstoffe aus den Nahrungsmitteln nicht mehr richtig aufgenommen werden können. Die Nahrung kann nicht mehr richtig zersetzt und verdaut werden, so dass es zu einer Mangelernährung kommt. Erschwerend kommt hinzu, dass die Darmschleimhaut in manchen Fällen so sehr angegriffen wird, dass sie durchlässig wird. Ist das der Fall, gelangen viele Stoffe in unser Blut, die dort eigentlich nichts zu suchen haben. Und wer wird dadurch zusätzlich belastet? RICHTIG, die Leber. Selbst wenn es nicht zum Worst Case kommt, entsteht im Körper ein dauerhafter Entzündungszustand - wenn auch nur leicht -, der ihn und das Immunsystem ständig belastet.

Ein weiterer erschreckender Nachteil von Weizenprodukten ist der enorme Einfluss auf unseren Blutzuckerspiegel. Weizen erhöht den Blutzuckerspiegel viel stärker als praktisch alle anderen Kohlenhydrate! Selbst ein Schokoriegel ist demnach besser als ein belegtes Brötchen. Diese Tatsache ist von Bedeutung für unser Körpergewicht, denn Glukose kommt immer in Begleitung von Insulin, also dem Hormon, welches die Glukose in die Körperzellen schleust und dort in Fett umgebaut wird. Je höher also der Blutzuckergehalt nach dem Essen ist, desto mehr Fett wird eingelagert. Und das landet dann vorzugsweise am Bauch und an den Hüften. Zudem hat Insulin auch einen negativen Einfluss auf unsere Haut, da es für Wachstumsreize auf die Talgdrüsen sorgt.

Neben diesem unschönen Effekt auf unsere Optik, bedeutet ein ständiges Auf und Ab des Insulinspiegels auch immer einen Mehraufwand für unseren Körper. Tatsächlich ist Insulin nämlich auch ein Hormon, das mit seinen ständigen Schwankungen durchaus auch weitere Prozesse in Gang setzt und ganz speziell den Nebennieren zu schaffen macht.

MILCHPRODUKTE & KASEIN

Kasein ist ein Proteingemisch, das sich hauptsächlich bzw. in seiner höchsten Konzentration in Kuhmilch befindet. Dieses Proteingemisch (Alpha-S1-Kasein) bestimmt zu etwa 70 % das Kuhmilcheiweiß. Als Allergen kann es diverse gesundheitliche Probleme wie Verdauungsbeschwerden, Haut- und Atemwegserkrankungen verursachen. Ähnlich wie Gluten ist Kasein für unseren Darm nur schwer verdaulich und somit im Stande, für die gleichen Beschwerden und entzündlichen Prozesse zu sorgen. Milch, die viele oxidierte Fette enthält, beschädigt das Darmmilieu, erhöht die Anzahl der schlechten Bakterien und bringt die Bakterienflora des Darms aus dem Gleichgewicht. Als Resultat werden Gifte - wie freie Radikale, Schwefelwasserstoffe und Ammoniak - im Darm produziert.

Kasein versteckt sich in allen Kuhmilchprodukten, die man in seinem Alltag so benutzt, also in der klassischen Milch zum morgendlichen Müsli, in Pudding, Käse, Quark oder auch Joghurt.

Zudem enthält Mich insulinotrope Aminosäuren, die im Körper den Insulin-like growth factor (IGF-1) freisetzen. Das ist ein Wachstumshormon, welches eigentlich das Körperwachstum anregt. Bei „ausgewachsenen" Erwachsenen führt es beispielsweise zu einer Vergrößerung der Talgdrüsen und kann somit Akne auslösen. Aber dieses Wachstumshormon wird auch mit anderen unschönen gesundheitlichen Problemen in Verbindung gebracht wie Übergewicht, Diabetes, Herz-Kreislauf-Erkrankungen und sogar Krebs.

VERSTECKTE HORMONE IN LEBENSMITTELN

Ein weiteres Problem bei Milchprodukten sind die verstecken Hormone. Zum einen enthält Kuhmilch von Haus aus schon Wachstumshormone, denn eigentlich soll diese Milch ja die kleinen Kälber schnell groß und stark machen. Zum anderen kommt aber erschwerend hinzu, dass gerade in der heutigen Massentierhaltung Hormone, Antibiotika und Pestizide üblich sind. Alles, was die Tiere zu essen bekommen, nehmen auch wir zu uns, wenn wir tierische Produkte essen.

Das betrifft also nicht nur Milchprodukte, sondern auch Fleisch.

Tatsächlich können Hormone, die wir unbewusst über die Nahrung aufnehmen, unseren kompletten Hormonhaushalt durcheinander bringen und sich drastisch auf unsere Gesundheit auswirken. Das bedeutet nicht, dass man auf tierische Produkte komplett verzichten sollte, aber mit dem Wissen um die potentiellen Gefahren wird der Umgang mit diesen Nahrungsmitteln hoffentlich ein bisschen bewusster.

Das heißt jetzt nicht, dass du von heute auf morgen Veganer werden sollst, sondern lediglich, dass du bewusster mit dem Thema umgehen solltest. Jeder kleine Schritt ist ein großer Schritt für deinen Körper. Statt Kuhmilch zum Müsli, nimmst du vielleicht Mandelmich, Reismilch oder Kokosmilch, und statt Frischkäse einen Aufstrich aus Lupinen.

Kauf dein Fleisch beim Metzger deines Vertrauens oder im besten Fall direkt auf einem Bauernhof statt beim Discounter.

ZUCKER

Zuckerrohr und Zuckerrübe, die Ausgangsstoffe unseres gängigen Zuckers, sind in ihrer ursprünglichen Form eigentlich tolle Lebensmittel. Beide enthalten viele Ballaststoffe, Vitamine und Mineralstoffe. Nach dem Extraktionsverfahren, mit dem der raffinierte Industriezucker gewonnen wird, ist von diesen gesunden Inhaltsstoffen allerdings nichts mehr übrig. Am Ende dieses Verfahrens bleibt nur noch ein stark kristallisiertes Konzentrat.

Diese raffinierten Kohlenhydrate sind suchterzeugend, ungesund und absolutes Gift für den Darm, zumal in einigen Studien* auch die gefährliche Wirkung auf unser Gehirn nachgewiesen wurde. Leider ist dieser Industriezucker so gut wie in jedem Fertigprodukt, in Backwaren und Getränken zu finden. Es lässt sich wirklich nur sehr schwer vermeiden, diesen zumindest gelegentlich zu sich zu nehmen.

Worauf man allerdings achten kann ist, dieses süße Gift nicht auch noch in den Kaffee oder Tee zu mischen oder beim Kochen und Backen zu verwenden.
Statt raffiniertem Zucker empfehlen sich hierfür Roh-Rohrzucker, Kokosblütenzucker, Dattelsirup oder auch Honig.

Künstliche Süßstoffe, wie beispielsweise Aspartam, sind KEINE Alternative. Im Gegenteil! Aspartam gehört zu den schlimmsten Giften, die du deinem Körper zumuten kannst. Bitte keine Diät- oder Light-Produkte kaufen und keinen Süßstoff statt Zucker in den Tee geben.

*Emory Health Sciences. „High-fructose diet in adolescence may exacerbate depressive-like behavior." ScienceDaily, Nov. 2014.

University of California, San Diego Health Sciences. „Obese children's brains more responsive to sugar." ScienceDaily, Dez. 2014.

Fernando Gomez-Pinilla, David Geffen School of Medicine at UCLA, „High-fructose diet sabotages learning, memory", Mai 2012

GESCHMACKSVERSTÄRKER & ZUSATZSTOFFE

Hast du mal auf die Inhaltsstoffe deiner Lebensmittel geschaut? Meistens stehen selbst auf den einfachsten Lebensmitteln eine Vielzahl an Begriffen, die kein Mensch entziffern kann. Alles was dir wie Hieroglyphen vorkommt und dir schon bei der Aussprache Probleme bereitet, solltest du auch nicht essen, denn unterm Strich handelt es sich dabei um Chemie. Sehr viel Chemie. Angefangen bei Geschmacksverstärkern über Konservierungs- und Süßungsmitteln bis hin zu Farbstoffen. All das befindet sich in vielen Lebensmitteln und ganz besonders häufig in Fertigprodukten. Natürlich kann man nicht immer auf alles achten, aber es würde schon helfen, wenn du alles, was du selbst kochen kannst, auch ohne Fertigprodukte kochst. **Also Finger weg von Fertigsoßen, Dressings, Kartoffelpüree aus Pulver oder Tiefkühl-Pizza und ran an die Kochbücher!**

Ein guter Tipp zur Entlastung...

Bestimmt hast du schon mal was von dem Buch “Schlank im Schlaf “gehört. Auch wenn ich grundsätzlich nicht der größte Fan von Diäten bin, steckt hinter diesem als Abnehmanleitung versteckten Ernährungskonzept ein super Ansatz!

Der Körper besitzt eine innere Organuhr. Zu bestimmten Zeiten arbeiten gewisse Organe am produktivsten, zumindest wenn man sie lässt.

Leber, Darm und Nebennieren arbeiten beispielsweise am besten abends und nachts. Deshalb ist es von Vorteil, ihnen in dieser Zeit nicht noch mehr zu tun zu geben!

Also abends keine fett- und kohlenhydratreichen Lebensmittel essen. So kann dein Körper die ganze Nacht nutzen, um richtig zu entgiften!

DON'T

Weizen, Vollkorn, Roggen

Milch- und Milchprodukte

Zucker & Süßstoffe

Fertigprodukte

DO

Urkorn, Urdinkel, Emmer,
Buchweizen, Hirse usw.

Kokosmilch, Mandelmilch,
Hafermilch usw.

Kokosblütenzucker, Ahornsirup,
Honig, Dattelsirup usw.

Frisches, selbst gekochtes Essen

Du bist nicht nur, was du isst, sondern auch, was du trinkst...

KAFFEE

Das eigentliche Problem ist nicht der Kaffee, sondern das Koffein, der Hauptgrund, warum wir ihn überhaupt trinken. Dieses beliebte Aufputschmittelchen hat gleich mehrere negative Auswirkungen auf den Körper, insbesondere dann, wenn er gerade nicht zu 100% gesund und fit ist. Zum einen wirkt Koffein so aufputschend, weil er unseren Cortisolspiegel in die Höhe treibt, das macht wach und aktiv. Aber wie in den vorigen Kapiteln schon erklärt, ist Cortisol unser Stresshormon. Sprich: Der Körper versteht Koffein als Stress. Das mag bei einer Tasse Kaffee noch in Ordnung sein, bei 6 Tassen täglich aber nicht mehr. Außerdem hat Koffein einen unschönen Einfluss auf deine Neurotransmitter. Es hemmt die Wirkung von Serotonin (Glückshormon) und Melatonin (Schlafhormon). Ebenso überreizt und schwächt es Nieren, Bauchspeicheldrüse, Leber, Magen, Darm, Herz sowie die Nebennieren und übersäuert den Körper. Und als wäre das noch nicht genug, erschöpft Koffein auch wichtige Nährstoffspeicher wie die B-Vitamine, Vitamin C, Kalium, Calcium und Zink.

ABER: Die Dosis macht das Gift. Natürlich wäre es besser, komplett auf Koffein zu verzichten, aber auch eine Reduktion würde schon viel helfen. Wie schon gesagt, ein oder zwei Kaffee bzw. Espresso am Tag sind noch im Rahmen, aber mehr sollte es nicht sein.

SOFTDRINKS

Eistee, Cola-Getränke, Limonaden, Saftmixgetränke und Energydrinks vereinen gleich mehrere schlechte Inhaltsstoffe in nur einem Getränk. Tonnenweise Zucker, Farbstoffe, Süßstoffe, Geschmacksverstärker und Koffein finden sich in den gängigen Softdrinks.

ALKOHOL

Warum Alkohol direkt nach dem Absetzen der Pille zu vermeiden ist, wirst du dir an diesem Punkt des Buches schon selbst erklären können :-) Ich sage es dir trotzdem: Alkohol ist ein unglaublicher Aufwand für die Leber, denn genau dort wird er abgebaut.

Nach jahrelanger Pilleneinnahme ist deine Leber schon von Grund auf erschöpft. Zudem ist sie immer noch damit beschäftigt, die restlichen synthetischen Hormone aus deinem Körper zu bekommen. Wenn du Alkohol trinkst, hört die Leber mit allem auf, was sie gerade macht, und fängt sofort an, ihn abzubauen.

Du verzögerst also zum einen den Prozess der Hormonentgiftung und zum anderen überforderst du die Leber!

Viele Frauen erleben nach dem Absetzen auch das Phänomen, dass sie keinen Alkohol mehr vertragen. Der Grund dafür sollte jetzt klar sein.

Was du statt dessen trinken kannst...

WASSER

Der menschliche Körper besteht zu 75 Prozent aus Wasser, das Gehirn sogar zu 80 bis 90 Prozent. Alle physiologischen Vorgänge erfordern Wasser. Für den Transport von Nährstoffen, Enzymen, Fermenten, Vitaminen, Spurenelementen etc. und genauso für den Abtransport von Gift- und Ausscheidungsstoffen braucht unser Körper Wasser. Wenn ich von Wasser spreche, meine ich stilles Wasser und das bitte nicht aus Plastikflaschen. Die Faustregel besagt, je nach Körpergewicht zwischen 2 und 4 Liter am Tag.

- bei 50 kg Körpergewicht: 2 Liter Wasser pro Tag
- bei 75 kg Körpergewicht: 2,5 bis 3 Liter Wasser pro Tag
- bei 100 kg Körpergewicht: 3,5 bis 4 Liter Wasser pro Tag

Kohlensäurehaltiges Wasser ist keine Alternative!

Kohlensäure entsteht aus Kohlendioxid. Dieses Gas ist für den menschlichen Körper ein Abfallprodukt. Deshalb ist er bestrebt, größere Mengen solcher Giftstoffe so schnell wie möglich aus allen Zellen zu verbannen.

PIMP DEIN WASSER

Ich gehöre zu den Menschen, die Wasser echt langweilig finden! Deshalb fiel mir die Umstellung von Limonade auf ausschließlich stilles Wasser wirklich schwer. Allerdings habe ich für mich den perfekten Trick gefunden: Toppings!

Mit Zitronen, Ingwer, Gurken, Beeren oder anderen Früchten gepimptes Wasser schmeckt um einiges besser, als es pur zu trinken. Zumal es noch den tollen Nebeneffekt hat, dass du so noch mehr Vitamine aufnimmst.

TEE

Ungesüßte Kräuter- und Früchtetees sind eine tolle Alternative zu gewöhnlichen Softdrinks. Bitte beachte aber: Tee ist kein Ersatz für das stille Wasser! Einige Kräutertees entziehen dem Körper sogar Wasser, weshalb du dann sogar mehr reines Wasser trinken solltest.

DON'T

Koffein (Kaffee, Energydrinks, Eistee, Cola, Schwarzer Tee)

Softdrinks (Cola, Fanta, Sprite usw.)

Fruchtsäfte & Schorlen

Alkohol

DO

Stilles Wasser

Stilles Wasser mit Toppings (Ingwer, Zitrone, Beeren, Minze)

Gemüsesäfte

Hochwertige Tees

Weniger Stress, bessere Hormone...

Ich muss ehrlich gestehen, dass ich immer sofort mit den Augen gerollt und genervt abgewunken habe, sobald mir ein Arzt oder meine Mutter sagte "Du musst deinen Stress reduzieren. Das ist nicht gesund!" Hätte mir damals jemand erklärt, was damit genau gemeint ist, welche körperlichen Prozesse durch Stress in Gang kommen und was der Körper als Stress wahrnimmt, hätte ich es vermutlich ernster genommen.

Deshalb lass dir gesagt sein: Es ist was Wahres dran! Stress ist ungesund und ganz besonders nach dem Absetzen der Pille nicht förderlich.

Zu Beginn dieses Buches habe ich dir bereits erklärt, welche Aufgaben die Nebennieren in unserem Körper haben. Sie sind unsere eigene Stressmanagement-Zentrale.

Dummerweise empfindet der menschliche Organismus - insbesondere die Nebennieren - Stress anders als wir es vermuten. Du empfindest es wahrscheinlich stressig, wenn du Deadlines auf der Arbeit hast oder dich auf eine Klausur vorbereiten musst. Das sind für deinen Körper aber schon Extremsituationen. Denn für die Nebennieren ist sowohl physische und psychische Belastung als auch die Beanspruchung deines Immunsystems oder entzündliche Prozesse im Körper bereits Stress.

Dein Körper hat also schon Stress, bevor du überhaupt davon weißt!

Was hat das für Auswirkungen?
Die Auswirkungen sind vielseitig. Sobald deine Nebennieren eine Belastung empfinden, schütten sie unter anderem das Stresshormon Cortisol aus. Das ist das Signal für den Rest deines Körpers, auf Angriff zu schalten und alle Prozesse, die gerade nicht so wichtig erscheinen, erst mal zu unterbrechen.

Bedeutet: Schilddrüse, Leber, Darm und auch deine Eierstöcke machen erst mal Pause, damit der Körper genug Kraft hat, dem vermeintlichen Stress entgegenzuwirken. Ich glaube, ich muss dir nicht erklären, dass es gerade nach dem Absetzen der Pille keine gute Idee ist, genau diese Organe pausieren zu lassen.

Spezielle Auswirkung auf die Sexualhormone und den Zyklus
Denkt der Körper, er befindet sich gerade in einer Gefahrensituation oder Stress, möchte er verhindern, dass genau zu dieser schlechten Zeit ein Kind gezeugt wird. Eisprünge bleiben aus, das Hormongleichgewicht kommt durcheinander und sogar die Regelblutung kann ausbleiben.

WAS TUN?

Entschleunige! Versuche, viel Stress zu vermeiden, sorge für genügend Erholungsphasen und ausreichend Schlaf. Finde etwas, was dich entspannt. Bei einigen ist dies tolle Musik, andere versuchen es mit Mandalas, Yoga oder Meditation. Wichtig ist, dass du die richtige Entspannungsmethode für dich selbst findest und so einen Ausgleich schaffst.

TRICK

Es gibt eine Atemübung, die du überall und zu jeder Zeit anwenden kannst, um deinen Körper von 0 auf 100 in Entspannung zu versetzen:

Die 4-7-8-Regel.

4 Sekunden einatmen - 7 Sekunden Luft anhalten - 8 Sekunden ausatmen und das ganze kannst du vier mal wiederholen.

Wenn du eine suchst, findest Ende

— MEINE GROSS

hilfreiche Hand
du sie am unteren
deines Armes.

MUTTER

Tu deinem Leib etwas
Gutes, damit
deine Seele Lust hat,
darin zu wohnen...

Wenn du bis zu diesem Kapitel gekommen bist und es schon geschafft hast, einige der Tipps umzusetzen, hast du schon wirklich viel geleistet! Chapeau!

Am Anfang des Buches habe ich dir viel über deinen Körper, seine Organe und Prozesse erklärt. Falls du dich gefragt hast, warum du das alles wissen solltest, kommt nun die Antwort: Für jedes "Problem", das durch die Pille entstanden ist, gibt es eine Möglichkeit, deinem Körper zu helfen. Auf den nächsten Seiten wird es also hauptsächlich darum gehen, deine Leber, deinen Darm und deinen Vitalstoffhaushalt wieder auf Vordermann zu bringen.

Mir war es wichtig, dass du vorher alle Zusammenhänge kennst, damit du verstehst, wie viel es bringen kann, die folgenden Tipps umzusetzen.

Was deine Leber ganz dringend braucht...

Im Kapitel "Verstehen" habe ich dir bereits erklärt, welche elementaren Funktionen die Leber in deinem Körper hat, warum sie so wichtig ist und warum sie durch die Pille beeinträchtigt wird. Durch das Kapitel "Entlasten" weißt du jetzt auch schon, was du dafür tun kannst, um deiner Leber ein bisschen Arbeit abzunehmen. Was dir jetzt noch fehlt sind Tipps und Tricks, wie du sie bestmöglich unterstützen kannst.

1. The Bitter the Better...
...oder auf Deutsch: Je bitterer, desto besser! Deine Leber liebt Bitterstoffe in jeglicher Form. Du kannst sie also unterstützen, in dem du ihr möglichst hochwertige Bitterstoffe zuführst. Das kannst du in Form von Tees, Lebensmitteln, Gewürzen oder in Kapselform tun.
Es gibt spezielle Teemischungen, die du im Reformhaus oder auch online kaufen kannst, wenn du z. B. nach "Leber- & Gallentee" suchst. Einige Bitterstoffe (z.B. Mariendistel) sind außerdem auch als Kapsel erhältlich. Alternativ gibt es auch verschiedene natürliche Mittel, meist konzentrierte Kräutertröpfchen, zur Unterstützung der Leber, die man sich in der Apotheke besorgen kann. In dem Fall einfach mal beraten lassen.

LEBENSMITTEL	TEE	GEWÜRZE
Chicorée,	Brennnessel	Zimt
Artischocke	Löwenzahn	Kardamom
Rucola	Ingwer	Curcuma
Radicchio	Mariendistel	
	Salbei	

2. Schlaf und Flüssigkeit
Ich möchte an dieser Stelle noch mal in Erinnerung rufen, dass deine Leber nachtaktiv ist. Die wichtigen Entgiftungsprozesse finden hauptsächlich in der Nacht statt und auch nur, wenn du schläfst! Bitte also genügend schlafen und abends nichts Schweres, Süßes oder sehr Fettiges essen, damit sie in Ruhe arbeiten kann. Um richtig entgiften zu können, benötigt sie viel Flüssigkeit. Vergiss also nicht, ausreichend stilles Wasser zu trinken!

3. Leberwickel
Mit einem Leberwickel ab und zu vor dem Schlafengehen legen wir einen kleinen Turbogang ein, denn dadurch wird die Leber um **bis zu 40 Prozent besser durchblutet und kann noch schneller ihre Entgiftungsarbeit leisten**. Durch die feuchte Wärme des Leberwickels wird die Partie der Haut stimuliert, die der Leber zugeordnet ist und fördert so die Durchblutung des Organs. Das wirkt unterstützend auf die Entgiftungsfunktion und bringt somit den gesamten Stoffwechsel in Schwung.

Leberwickel sollte man nicht während der Menstruation verwenden, da es die Blutung verstärken kann. Auch bei Magengeschwüren oder Magenblutungen sollte man auf diese Anwendung verzichten.

Wie mache ich einen Leberwickel?

WÄRMFLASCHE VORBEREITEN

KLEINES HANDTUCH

Befeuchte ein kleines Handtuch mit warmem Wasser und wringe es gut aus.

HINLEGEN

Leg dich bequem auf den Rücken.

HANDTUCH PLATZIEREN

Das feuchte Handtuch platzierst du nun auf die obere Region des Bauches, unterhalb des rechten Rippenbogens (da ist die Leber).

WÄRMFLASCHE IN POSITION BRINGEN

Die Wärmflasche wird nun auf das kleine Handtuch gelegt.

GROSSES HANDTUCH

Das große Handtuch wickelst du dir jetzt möglichst dicht einmal um deinen Bauch.

FERTIG

Den Leberwickel lässt du jetzt 20 - 30 Minuten wirken.
Anschließend kannst du dich wieder entwickeln.

Hege und pflege deinen Darm...

Wie ich dir bereits anfangs sehr ausführlich erklärt habe, ist der Darm viel wichtiger als die meisten von uns denken. **Er beherbergt 80% unseres Immunsystems! So gut wie jede Autoimmunerkrankung, Allergie, Nahrungsmittelunverträglichkeit, Vitamin- und Mineralstoffmängel, Akne und Hormonstörungen entstehen, wenn er nicht gesund ist.** Leider kann man den Darm auf viele Wege schädigen. Nicht nur durch schlechte Ernährung, sondern auch durch Antibiotika, langfristige Medikamenteneinnahme und Schmerzmittel. Die Pille ist ein Medikament und somit auf Dauer kein Freund deines Darms.

Wenn du bis zu diesem Punkt des Guides die bereits erwähnten Tipps beherzigst, hast du automatisch schon viel für deinen Darm geleistet. Denn bisher hast du gelernt, welche Lebensmittel du vorerst meiden bzw. reduzieren solltest und was du alles für deine Leber tun kannst. Die Funktion der Leber zu unterstützen ist sehr wichtig für deine Verdauung. **Bisher hast du also schon mal alles richtig gemacht!** Wie du deinem Darm noch unter die Arme greifen kannst, erfährst du jetzt.

1. SUPERFOODS FÜR DEN DARM

Welche Lebensmittel zu vermeiden sind, solltest du dir bereits gemerkt haben. Jetzt folgen die absoluten Superfoods für einen gesunden Darm. Sie alle enthalten wichtige Inhaltsstoffe, die ihn heilen, flicken, unterstützen und ihm gut tun.

Du solltest also versuchen, sie so oft wie möglich in deinen Alltag zu integrieren.

KNOCHENBRÜHE

Knochenbrühe ist eine hervorragende Mineralstoffquelle. Ihr hoher Gehalt an Kalium, Kalzium, Magnesium, Natrium und Phosphor sowie essentiellen Fettsäuren machen die Knochenbrühe zu einem wahren Gesundheitselixier, das die geschädigte Darmschleimhaut wieder aufbaut.

SAUERKRAUT

Sauerkraut enthält ein ganzes Spektrum an Vitaminen: Beta-Karotin, Provitamin A, C, B, E und K, reichlich Mineralstoffe wie Kalium, Kalzium, Phosphor, Eisen, Zink und Magnesium sowie Spurenelemente, wie z.B. Schwefel. Zudem ist es aufgrund der Vielfalt an enthaltenen guten Bakterien ein natürliches Probiotikum.

BLAUBEEREN

Blaubeeren und so gut wie alle anderen dunklen Beerensorten enthalten Antioxidantien. Diese sind unheimlich gut für deinen Darm. Sie verhindern Schleimhautveränderungen, eliminieren freie Radikale und wirken anti-entzündlich.

KOKOSÖL

Kokosöl besteht zu 90 % aus gesättigten Fettsäuren. Durch die antimikrobiellen und antimykotischen Eigenschaften können Darmpilze bekämpft und eine Stabilisierung der Darmflora unterstützt werden.

2. DARMREINIGUNG

Sehr wahrscheinlich werden die Worte Darmreinigung oder Darmsanierung bei dir die gleichen gruseligen Bilder im Kopf verursachen wie bei mir vor einigen Jahren. Saftkuren, Einläufe, Fasten, Abführmittel... Hilfe! Aber nein, dem ist nicht so. Diese Extremkuren werden eher bei Heilfasten angewendet. Eine Darmreinigung ist einfacher und wesentlich unspektakulärer. **Alles kann, nichts muss...**

Es gibt verschiedene Arten, einen Darm zu polieren. Allesamt beinhalten aber eigentlich die gleichen wichtigen Schritte: Der Darm wird mittels richtiger Ernährung entlastet, anschließend mit einigen Hilfsmitteln wie Flohsamen, Heilerde und Co. entrümpelt, dann mit Hilfe einiger Kräuter aufgebaut und zu guter Letzt mit Darmbakterien wieder in Einklang gebracht.

Du kannst die Intensität und die Dauer deiner Darmreinigung selbst bestimmen. Ob du sie jetzt nur 10 Tage oder drei Monate durchführen möchtest, ist allein dir überlassen. Wobei drei Monate natürlich deutlich intensiver ist. Auch die Größe und Häufigkeit der Dosen ist frei wählbar. Je weniger und seltener am Tag du die Produkte verwendest, desto sanfter verläuft die Reinigung.

Ebenfalls kannst du dir überlegen, ob du deine Mittel selbst zusammenstellst oder eine der gängigen, bereits bewährten Präparate dafür verwendest. Solltest du sie selbst kombinieren wollen, benötigst du dafür:

FLOHSAMENSCHALEN

Sie wirken wie ein Abflussreiniger und sammeln beim Passieren deines Darms alle Schädlinge und Abfallprodukte ein und befördern sie nach draußen.

BIONIT ODER HEILERDE

Mineral- und Heilerden binden alle Toxine und schlechten Bakterien an sich und entfernen sie.

PROBIOTIKUM

Ein Probiotikum bezeichnet nützliche, gute Darmbakterien. Diese brauchst du für den Aufbau einer gesunden, ausgewogenen Darmflora.

Zusätzlich erweisen sich einige Zusatzkomponenten als sehr hilfreich, wie z.B Kreuzblütler, Gerstengras oder auch gewisse Algen und Korallen. Falls du noch keine Erfahrungen mit einer Darmsanierung gemacht hast, würde ich für den Anfang davon absehen, diese selbst zusammenzustellen, sondern ein gängiges Produkt vorzuziehen.

Es gibt fertige Pulver, die - abgesehen von einem Probiotikum - bereits alles eben aufgelistete perfekt aufeinander abgestimmt beinhalten. Zudem gibt es meist auch eine genaue Anleitung zur perfekten Durchführung.

Eine Darmreinigung ist einfach
und wesentlich unspektakulärer
als man annimmt!

Welche Vitalstoffe du jetzt dringend brauchst...

Im ersten Kapitel hast du schon gelesen, warum es während und nach der Pilleneinnahme zu diversen Mängeln kommen kann. Jetzt gilt es, diese Mängel zu beheben. Schauen wir uns nochmal an, um welche Vitalstoffe es geht:

Fehlende Vitamine
Vitamin C
Vitamin B6
Vitamin B12
Vitamin D

Fehlende Mineralstoffe
Magnesium
Mangan
Zink und Selen
Eisen und Jod

Nehmen wir nicht genug Vitalstoffe über die Nahrung auf?
Eindeutig: nein. Die Feststellung der meisten Ärzte, dass wir genügend Vitalstoffe aufnehmen, solange wir uns gesund und abwechslungsreich ernähren, ist mittlerweile überholt.

Ernährungswissenschaftler haben festgestellt, dass unsere Nahrungsmittel schon lange nicht mehr so viele Vitamine und Mineralien beinhalten wie noch in den 70er Jahren. Nur als Beispiel: Paprika hat heute 31 % weniger Vitamin C, Äpfel haben 41 % an Vitamin A eingebüßt und Brokkoli hat nur noch die Hälfte an Eisen. Es bleibt uns also nichts anderes übrig, als Vitalstoffmängel über Nahrungsergänzungsmittel (NEM) zu beheben.

Jetzt bitte nicht einfach das nächste Reformhaus oder die nächste Apotheke stürmen, um dich mit NEMs einzudecken, denn vorher solltest du einiges wissen.

Vitamine werden in 2 Gruppen eingeteilt: wasserlösliche und fettlösliche. Wasserlösliche Vitamine kann der Körper nicht besonders gut speichern, deshalb wird ein Zuviel einfach wieder über die Nieren ausgeschieden. In diese Gruppe gehören Vitamin C, B6 und B12, wobei B12 eine Ausnahme bildet, da dieses von der Leber gespeichert wird. Fettlösliche Vitamine hingegen werden vom Körper sehr gut gespeichert, wodurch es also schon zu Überdosierungen kommen kann, wenn man NEMs über einen längeren Zeitraum einnimmt. Hierzu gehört Vitamin D.

Mineralstoffe werden ebenfalls in zwei Gruppen unterteilt: Mengen- und Spurenelemente. Während wir von Mengenelementen wie Magnesium höhere Dosen brauchen, benötigen wir von Spurenelementen wie Zink, Selen, Eisen, Mangan und Jod nur winzige Mengen.

Da sich Mineralstoffe gegenseitig beeinflussen können, also andere in ihrer Wirkung fördern oder hemmen, ist die richtige Kombination sehr wichtig. Beispiel: Nimmt man über längere Zeit Zink ein, rauscht der Kupferwert in den Keller. Deshalb ist es besser, sich hier vom Arzt oder Apotheker beraten zu lassen oder aber auf ein hochwertiges Kombipräparat zurückzugreifen. Da es zu Überdosierungen durch NEMs bei Eisen, Selen, Mangan und Jod kommen kann, besser vorher die Blutwerte beim Arzt machen lassen.

Wie sehen die empfohlenen Werte aus?
Grundsätzlich muss zum Thema Normbereiche von Blutwerten zuerst noch etwas Wichtiges angemerkt werden. Normbereiche oder auch Referenzbereiche entstehen, indem man sehr vielen gesunden Menschen Blut abnimmt.

95 % dieser gemessenen Werte werden dann als Referenzbereich definiert. Es bleiben also noch 5 % gesunde Menschen übrig, deren Wert eigentlich normal ist, obwohl er außerhalb des Referenzbereiches liegt. Das bedeutet, dass Referenzbereiche nicht für jeden Mensch aussagekräftig sind. Es kann also gut sein, dass du zu den 5 % gehörst, für die diese Referenzwerte nicht zutreffen, d. h. dein Wert könnte außerhalb des Referenzbereichs liegen und hätte trotzdem keinen Krankheitswert. Aber eben auch im Umkehrschluss, dass du zwar innerhalb des Referenzbereiches liegst, aber trotzdem krank bist bzw. einen Mangel hast.

Also nicht nur auf die Blutwerte schauen, sondern auch und hauptsächlich auf die bestehenden Beschwerden (siehe Kapitel "Verstehen - Vitalstoffe").

Da es seit vielen Jahren heiße Diskussionen gibt und sogar ganze Bücherreihen darüber verfasst wurden, wie die idealen Werte für Eisen/Ferritin und Vitamin D auszusehen haben, hier ein paar Infos dazu.

Die Normwerte für **Vitamin D** sind zwar je nach Labor etwas unterschiedlich, dennoch liegt der Bereich für gute Normalwerte meist im Bereich zwischen 35 - 60 ng/ml. Allerdings empfehlen Vitamin-D-Spezialisten mittlerweile einen Wert von mindestens 50 ng/ml, besser sogar zwischen 50 - 80. Leider kennt nicht jeder Arzt diese Empfehlungen und so kann es passieren, dass dir dein Hausarzt sagt, dass du mit 30 oder 40 ng/ml noch sehr gut versorgt bist und kein Vitamin D benötigst. Das ist nicht richtig!

Um einen Mangel an **Eisen** festzustellen, reicht es nicht, lediglich den Hämoglobin- oder Eisenwert zu bestimmen, denn diese zeigen nur, wie viel Eisen aktuell im Blut ist, nicht aber, ob deine Eisenspeicher gefüllt sind. Dafür ist der Ferritin-Wert notwendig. Er zeigt, wenn die Eisenspeicher sich zu leeren beginnen oder aber schon leer sind. Die Ferritin-Normwerte für Frauen liegen laut Leitlinien bei 15 - 150 µg/l. Auch hier empfehlen Spezialisten ganz andere Werte, denn sie haben festgestellt, dass die Wohlfühlzone bei ca. 200 µg/l liegt.

Was kann im Blut nicht gesehen werden?

Da manche Vitalstoffe mehr in den Zellen vorliegen, also in Muskeln, Knochen usw., und nur ganz wenig im Blut, sind diese Blutwerte logischerweise nicht besonders aussagekräftig. Zum Beispiel befinden sich 95 % des Gesamt-Magnesiums in den Zellen und nur 5 % im Blut. Beim Zink sind es sogar 98 % in den Zellen und nur 2 % im Blut. Das bedeutet, auch wenn der Blutwert in Ordnung ist, kann ein Mangel in den Zellen vorliegen. Hier gibt also das Beschwerdebild die beste Auskunft.

Muss ich beim Kauf von NEMs etwas beachten?

Ja! Falls Ihr euch NEMs kaufen wollt, dann bitte nicht die Billigsorte aus dem Supermarkt. In diesen günstigen Produkten sind oft zu wenig Vitamine oder Mineralstoffe enthalten oder in einer Form, die vom Körper nicht so gut aufgenommen wird.

Auch das Verhältnis der Vitalstoffe zueinander wird nicht immer beachtet. Ganz abgesehen von den vielen Füllstoffen, die wir unserem Körper nicht auch noch antun müssen.

Möglichst NEMs aus natürlichen Quellen verwenden

Ein letzter Hinweis: Die Vitalstoffe in den meisten NEMs werden chemisch hergestellt. Die heutige Nahrungsergänzungsmittelherstellung arbeitet mit Hochleistungstechnologie. Damit diese Großproduktion einwandfrei läuft, werden bestimmte Hilfsstoffe zugegeben, die nur der besseren und effizienteren Herstellung dienen, aber nichts mit dem eigentlichen NEM zu tun haben (z.B. Talkum, Siliciumoxid usw.). Dagegen ist in erster Linie nichts zu sagen. Doch da Hilfsstoffe immer auch Allergien und Unverträglichkeiten auslösen können, sind NEMs mit möglichst wenig Hilfsstoffen und am besten aus natürlichen Quellen den chemischen vorzuziehen. Beispielsweise gibt es tolle Produkte mit Vitamin C aus der Acerolakirsche oder Jodpräparate aus Seetang.

Wie du siehst, gibt es einiges zu beachten. Deshalb also bitte lieber mit dem Arzt bzw. mit dem Heilpraktiker besprechen oder den Apotheker fragen.

Zyklusbooster und Co.

Ja, es gibt sie und sehr wahrscheinlich wirst du das ein oder andere mal schon von ihnen gelesen haben: Die Art Mittelchen, von denen gesagt wird, sie können deinen Zyklus wiederherstellen oder ausgleichend auf deinen Hormonhaushalt wirken.

Ich möchte diese kleinen Helfer keinesfalls schlecht reden! Sie haben definitiv ihre Daseinsberechtigung und meistens wirken sie tatsächlich auch ganz gut.

Nun kommt das große ABER...
Sie werden leider häufig viel zu früh eingesetzt und meistens auch nicht unbedingt richtig. Alles was eine Wirkung hat, besitzt auch eine Nebenwirkung. Und so ist es auch bei pflanzlichen Mitteln und Homöopathie. Dir sollte mittlerweile klar sein, wie fragil unser Hormonsystem ist, und auch diese ungefährlich wirkenden Mittel sind in der Lage, es völlig durcheinander zu bringen.

Ich möchte sie dir natürlich trotzdem nicht vorenthalten. Aber bitte, wenn du etwas davon verwenden möchtest, mach das frühstens drei Monate nach dem Absetzen und am besten in Absprache mit einem Arzt oder Heilpraktiker.

HORMON-DETOX
Es gibt zwei relativ bekannte Mittel, welche Xenoöstrogene - also unter anderem die synthetischen Östrogene der Pille - ausleiten können. Hormatrix ist eines der beiden. Es ist in homöopathischer Form und in verschiedenen Varianten - je nach Wirkstoff der Pille - erhältlich. EstroBlock hingegen beruht auf pflanzlicher Basis und besteht hauptsächlich aus Kreuzblütlern, denen eine tolle entgiftende Wirkung nachgesagt wird.

HORMONELLE UNTERSTÜTZUNG
Zur hormonellen Unterstützung gibt es sowohl pflanzliche Mittel wie Mönchspfeffer, Ashwagandha und Yamswurzel, als auch homöopathische wie Sepia, Pulsatilla oder Folliculinum. Ebenso wie bei den eben erwähnten Detoxmitteln wirken sie sehr stark und sollten deshalb nicht ohne Absprache mit einem Arzt oder Heilpraktiker und am besten erst nach Klärung des aktuellen Hormonstatus' eingenommen werden.

ZYKLUSTEE, DIE SANFTE UNTERSTÜTZUNG
Es gibt je nach Beschwerdebild verschiedene Zyklusteesorten. Sie enthalten Heilkräuter, die in der Lage sind, verschiedene Hormone anzuregen. Deshalb gibt es Tees speziell für die erste Zyklushälfte sowie für die zweite und auch Tees, die auf die verschiedenen PMS-Typen ausgerichtet sind, bei Menstruationsbeschwerden oder Kinderwunsch helfen. Sie alle können zwar auch in das Hormonsystem eingreifen, machen das aber auf sehr sanfte und ungefährliche Weise.

1

Frühestens 3 Monate nach dem Absetzen der Pille!

2

Nicht ohne Absprache mit dem Arzt oder Heilpraktiker (außer bei Zyklustees)!

3

Immer zuerst einen Hormonstatus machen lassen!

Es ist nicht genug zu wissen,
Es ist nicht genug zu wollen,

— JOHANN WOLFG

man muss auch anwenden.
man muss auch tun.

ANG VON GOETHE

Wie du dich am besten im Ärzte-Dschungel zurecht findest...

Im Normalfall startet die Reise entweder beim Hausarzt oder beim Gynäkologen. Findet einer dieser beiden Ärzte Auffälligkeiten im Blutbild, wird man anschließend an den jeweiligen Facharzt überwiesen. Dies können in verschiedenen Fällen folgende Fachärzte sein:

Internist
Ein Internist ist zuständig für die gesamte innere Medizin. Sie befasst sich mit dem Aufbau, der Funktion und den Erkrankungen sämtlicher Organsysteme unseres Körpers. Ein Facharzt für Innere Medizin ist auf die Vorbeugung, Erkennung und Behandlung von Fehlfunktionen unserer Körpersysteme spezialisiert. Wird eine Fehlfunktion gefunden, folgt meist die Überweisung an einen weiteren Facharzt.

Endokrinologe
Eigentlich genau der richtige Ansprechpartner für Hormonprobleme, da dieses Fachgebiet sich mit allen Hormonen befasst. Die Endokrinologie ist die Lehre von den endokrinen Drüsen oder „Drüsen innerer Sekretion". Hierzu gehören beispielsweise die Schilddrüse, die Nebennieren, die Hirnanhangsdrüse, die Bauchspeicheldrüse und natürlich auch die Ovarien.

Radiologe
Hier landen meist nur die Patienten, bei denen eine Schilddrüsenfunktionsstörung vermutet wird. Zur genauen Schilddrüsendiagnostik gehören neben der Auswertung der Blutwerte auch die Schilddrüsensonographie (Ultraschall) und die Schilddrüsenszintigraphie.

Wenn man Glück hat, bekommt man von einem dieser Ärzte schon die passende Hilfe. Leider ist das aber eher selten der Fall. Bei den meisten Betroffenen erfolgt nicht einmal die Überweisung zum Facharzt, weil spezielle Untersuchungen nicht als notwendig angesehen werden.

Selbst wenn der lang ersehnte Termin beim Facharzt stattfindet, ist nicht immer automatisch Hilfe in Sicht, denn auch beim Facharzt kann es passieren, dass nur oberflächlich untersucht wird. Sind dann beispielsweise die Schilddrüsenwerte (die meist zuerst untersucht werden) in Ordnung, gilt man ganz schnell als „kerngesund".

Und wenn man ganz viel Pech hat, wird man – nachdem man seine Beschwerden trotz guter Werte beteuert – als Hypochonder oder psychisch labil abgestempelt. Nicht wenige Betroffene werden während oder auch nach der Verwendung hormoneller Verhütungsmittel mit Psychopharmaka behandelt.

Viele Wege führen nach Rom oder zum richtigen Arzt...

Falls der „normale" Weg in einer Sackgasse endet, hat man als Patient allerdings immer noch Möglichkeiten, für seine Gesundheit zu kämpfen.

1

Alternativ behandelnde Gynäkologen behandeln sowohl schulmedizinisch als auch naturheilkundlich, kennen sich sehr gut mit Hormonen aus und beraten gerne auch beim Thema hormonfreie Verhütung.

2

Ärzte, die unabhängig von der Pharmaindustrie arbeiten und einem keine Medikamente andrehen, die nicht sein müssten. Das Verzeichnis dieser (wie sie sich selbst nennen) "unbestechlichen Ärzte" findest du auf mezis.de.

3

Heilpraktiker, die leider von vielen Patienten unterschätzt und nicht richtig ernst genommen werden. Das ist falsch! Sie nehmen sich Zeit, gehen auf jeden Patienten ein und versuchen nicht, Symptome nur oberflächlich zu behandeln, sondern die Ursache für die Probleme zu finden und zu heilen. Auch hier gibt es verschiedene Fachbereiche. Ich rate dazu, nach einem Heilpraktiker zu suchen, der sich auf Frauenheilkunde spezialisiert hat.

4

Mediziner, die sich auf die Behandlung mit bioidentischen Hormonen und orthomolekulare Medizin (Vitamine, Mineralien, Mikronährstoffe, etc.) spezialisiert haben.

Die Hormone sind nicht immer Schuld...

Die größte Angst nach dem Absetzen der Antibabypille ist eigentlich in den meisten Fällen die vor hormonellen Beschwerden, wie z. B. schmerzhafte Periode, unregelmäßige Zyklen, PMS, ausbleibende Menstruation, PCOS. Auch Haarausfall und Hautunreinheiten werden leider mit den Hormonen in Verbindung gebracht.

Aber dass die meisten Probleme nach dem Absetzen der Pille aus ganzheitlicher Sicht definitiv nicht von hormonellen Schwankungen kommen, ist vielen gar nicht bewusst. Deshalb führen diese Ängste dazu, dass Frauen am liebsten sofort nach dem Absetzen der Pille die nächstbeste Praxis stürmen und alles testen lassen, was das Labor zu bieten hat. Aber gerade hormonelle Werte – und dazu zählen auch Schilddrüsenwerte – bringen in den ersten Zyklen rein gar nichts.

Blutwerte, die nichts bringen...
Wie gesagt, sind es hauptsächlich die Hormonwerte, für die sich Frauen während ihren ersten natürlichen Zyklen interessieren. Genau die sind es aber, die in dieser Zeit absolut nichts aussagen. Die Pille und die darin enthaltenen synthetischen Hormone haben Einfluss auf das gesamte endokrine System, auf den Vitalstoffhaushalt, die Leber und den Darm. Auch wenn niemand darüber spricht und es auch gerne geleugnet wird, ist das eine Tatsache, die sich einfach nicht abstreiten lässt. Alle hormonproduzierenden Organe in unserem Körper beeinflussen sich ständig in jeder Sekunde unseres Lebens gegenseitig. Sie sind voneinander abhängig und haben diverse Wechselwirkungen. Die Pille beeinflusst zwar „nur" die Sexualhormone, dadurch aber indirekt auch das ganze endokrine System.

Das bedeutet, die Pille beeinflusst ungewollt auch die Schilddrüse und die Nebennieren.

Man geht davon aus, dass der Körper nach dem Absetzen der Antibabypille mindestens drei Monate braucht, um die synthetischen Hormone zum größten Teil auszuscheiden. Das bedeutet aber noch lange nicht, dass er es in diesem Zeitraum auch schafft, das gesamte System wieder reibungslos und selbstständig anzuschmeißen. Hat man seine Eierstöcke über Jahre oder vielleicht sogar Jahrzehnte abgeschaltet, brauchen sie genügend Zeit, um wieder anzuspringen.

Wie lange es dauert, bis der Körper wieder gelernt hat, alleine klarzukommen und auch tatsächlich alle Organe mitspielen, ist von Frau zu Frau verschieden. In dieser Erholungs- und Regenerationszeit Schilddrüsenwerte oder einen Hormonstatus machen zu lassen, ist deshalb meiner Meinung nach völlig sinnlos.

Wie die Hormone einer Frau nach der Pille aussehen…
Selbstverständlich lässt sich diese Aussage nicht pauschalisieren, aber viele Frauen haben in den ersten Monaten bzw. Zyklen nach dem Absetzen der Pille sehr ähnliche Hormonwerte:

TSH → erhöht
Corisol → erhöht
DHEA → erhöht
Testosteron → erhöht
Östrogen → erhöht oder zwar niedrig, aber im Verhältnis zum Progesteron erhöht
Progesteron → zu niedrig

Und das ist auch absolut kein Wunder. Ganz abgesehen davon, dass Blutwerte immer nur eine Momentaufnahme sind, hat die Pille wie gesagt einen enormen Einfluss auf das ganze Hormonsystem. Der Körper braucht also erstmal eine ganze Weile, bis er das Chaos beseitigt hat. Und solange er das nicht geschafft hat, werden die Werte auch nicht zufriedenstellend ausfallen. Es kann also durchaus sein, dass die Schilddrüsenwerte (TSH) zunächst auf eine Unterfunktion hinweisen, denn auch die Schilddrüse reagiert sowohl auf die Einnahme als auch auf das Absetzen der Pille. Genau das gleiche trifft auf die Nebennieren zu, die entweder viel zu viel Cortisol (ggf. auch Adrenalin) ausschütten oder schon so ausgelaugt sind, dass der Cortisolwert viel zu niedrig ist.

Am offensichtlichsten sollte aber sein, dass gerade die Sexualhormone in den ersten natürlichen Zyklen nicht im Normbereich liegen. Vielen ist nicht bewusst, dass sie mit der Einnahme der Antibabypille die eigene Produktion von Östrogenen und Progesteron über viele Jahre abgeschaltet haben. Es braucht einfach seine Zeit, bis alles wieder reibungslos funktioniert.

Schauen wir uns das anhand eines Beispiels an, nehmen wir das erwähnte zu niedrige Progesteron. Wir wissen mittlerweile, dass ohne Eisprung kaum körpereigenes Progesteron gebildet werden kann. Da nicht jede Frau nach dem Absetzen hormoneller Verhütung sofort und in jedem Zyklus wieder einen Eisprung hat, fehlt es natürlich an Progesteron. Das fehlende Progesteron führt zu einer Östrogendominanz, die meist auch noch erhöhte männliche Hormone mit sich bringt.

Diese Werte haben also alle ihren Grund und sind direkt nach dem Absetzen der Pille nicht außergewöhnlich. Von daher ist es kein Wunder, dass die Werte in den ersten Monaten nicht denen aus dem Lehrbuch entsprechen.

Von einer Pille zur nächsten…
Dieser Drang, die Hormonwerte kontrollieren zu lassen, führt am Ende nur dazu, dass Frau gleich die nächste Tablette bekommt. Das liegt hauptsächlich daran, dass die Schulmedizin eben genau so funktioniert. Geht man also mit dem Beschwerdebild zum Arzt und lässt die besagten Werte bestimmen, die dann meist so aussehen wie oben aufgeführt, wird der Arzt versuchen, diese schlechten Werte zu behandeln. Eigentlich kann man es den Ärzten auch nicht verübeln, denn sie sind darauf programmiert, ihren Patienten zu helfen und Symptome zu behandeln.

Zeigt also beispielsweise der Schilddrüsenwert Auffälligkeiten, wird man wahrscheinlich mit einem Rezept für Schilddrüsentabletten nach Hause gehen. Woher diese „schlechten" Werte kommen und ob sich das Schmetterlingsorgan in den nächsten Monaten vielleicht von ganz alleine wieder berappelt hätte oder vielleicht nur ein paar Vitalstoffe gefehlt hätten, wird in den meisten Fällen nicht berücksichtigt.

Gibt es Auffälligkeiten bei den Sexualhormonen, wird den Patientinnen sehr oft erzählt, dass ihr Körper ohne Pille nicht zurechtkommt. Und schon haben sie ein Rezept für eine neue Pille in der Hand, insbesondere dann, wenn die männlichen Hormone erhöht sind. Leider wird auch hier nicht nach den Ursachen geschaut. Und selbst wenn, wird das Absetzen der Pille als möglicher Grund nicht ernst genommen. Und so kommt man ganz schnell von einer Pille auf direktem Weg zur nächsten.

Vitamine und Mineralstoffe
Die Antibabypille sorgt leider auch häufig für einen Mangel an diversen Vitaminen und Mineralstoffen. Dummerweise fallen darunter auch einige, die extrem wichtig für unsere Hormonproduktion, die Blutzuckerkontrolle, das Immunsystem und auch die Schilddrüse sind. Wenn man sich nach dem Absetzen hormoneller Verhütungsmittel mit Blutwerten auseinandersetzen möchte, dann bitte mit diesen. Im Gegensatz zu den bereits erwähnten Hormonwerten sind Vitalstoffwerte auch aussagekräftig und durchaus hilfreich.

Anhand dieser Blutwerte lassen sich eventuelle Mängel bestimmen, die dann mit Hilfe eines Arztes oder Heilpraktikers behoben werden können. Damit kann man den Körper sehr gut unterstützen. Und vielleicht verschwinden dann auch schon einige Beschwerden, die ihr eigentlich den Hormonen zugeschrieben hattet.

Die Bestimmung von Vitalstoffen müsst ihr bei eurem Arzt oder im Labor direkt anfragen. In einem kleinen oder großen Blutbild sind diese Werte nicht enthalten. Es kann durchaus sein, dass ihr einen Teil der gewünschten Blutwerte selbst zahlen müsst. Das kommt aber ganz individuell auf die angeforderten Werte und auch auf den Arzt an.

Hormonstatus... aber wie?

SPEICHEL ODER BLUT?
Ein Hormonstatus - also den aktuellen Hormonzustand - kann man auf zwei Arten bestimmen, durch eine Blutuntersuchung oder eine Speichelanalyse. Seit vielen Jahren schon sind die Meinungen darüber sehr gespalten, welche der beiden Methoden aussagekräftiger ist.

Diese beiden Herangehensweisen unterscheiden sich von Grund auf. Bei einer Hormonbestimmung im Blut werden sowohl die ungebundenen, also die tatsächlich wirksamen Hormone, als auch die an Proteine gebundenen und dadurch inaktiven Hormone gemessen. Von letzteren befinden sich ca. 95 bis 98 % im Blut. Im Speichel hingegen werden nur die aktiven Hormone dargestellt. Gerade für Laien ist das natürlich besser zu deuten. Ich persönlich finde, beide Herangehensweisen haben ihre Daseinsberichtigung, so lange der behandelnde Arzt oder Heilpraktiker die Befunde richtig interpretieren und anhand dessen therapieren kann.

KOSTENÜBERNAHME

Die Kosten für einen gewöhnlichen Blut-Hormonstatus werden von den meisten Krankenkassen übernommen. Allerdings kommt es immer auf die Arztpraxis und deren Budget an, ob der Arzt dir den Test kostenfrei anbietet oder in Rechnung stellen möchte. Sollte er dir keinen kostenlosen Hormonstatus anbieten, wende dich am besten an deine Krankenkasse. Speicheltests hingegen werden von Krankenkassen im Normalfall nicht übernommen. Diese Kosten musst du selbst tragen und das unabhängig davon, ob der Test von einem Arzt oder Heilpraktiker angeordnet wurde oder du ihn in Eigeninitiative machen möchtest.

SELBST TESTEN

Es gibt verschiedene Labore, die Speicheltests anbieten. An dieser Stelle möchte ich zwei nennen, mit denen ich selbst und auch alle Heilpraktiker und Ärzte arbeiten, mit denen ich bisher in Kontakt stand. Sowohl bei **Censa** als auch bei **Medivere** kann man Test-Sets für einen Hormonstatus online bestellen.

Das Testkit kommt dann mit genauer Anleitung, Proberöhrchen und Versandtasche für die Rücksendung bei dir zu Hause an. Sobald man mit dem Testvorgang fertig ist, schickt man die Probe per Post zurück ans Labor und bekommt ca. 10 Tage später die Ergebnisse. Tolle Sache!

Auf einen kleinen, aber wichtigen Unterschied möchte ich jedoch hinweisen:

Bei Censa ist zusätzlich zu den reinen Werten eine komplette schriftliche Auswertung inkl. Empfehlungen enthalten. Gerade für Personen, die die Werte selbst nicht richtig deuten können, ist das super hilfreich.

Medivere hingegen verschickt nur die Werte. Interpretieren muss man diese entweder selbst oder der behandelnde Arzt bzw. Heilpraktiker.

Je nachdem, welche Hormone bestimmt werden sollen, belaufen sich die Kosten auf 60,00 € bis 150,00 €.

WAS TESTEN LASSEN?

Gerade wenn es der erste Hormonstatus ist, würde ich einen ausführlichen Test empfehlen. Neben Östrogen (E2, E3) und Progesteron sollten auch DHEA, Cortisol und Testosteron getestet werden. Wichtig ist auch der Östrogen-Progesteron-Quotient, der ausschlaggebend dafür ist, ob eine Östrogendominanz vorliegt oder nicht.

WANN TESTEN?

Frühestens 3 Monate nach dem Absetzen, besser sind aber 6 Monate Abstand.

Qual der Wahl nach dem Absetzen der Pille...

Nachdem du dich von der hormonellen Verhütung verabschiedet hast, steht dir die gesamte Welt der natürlichen Verhütung zur Verfügung. Eigentlich ist wirklich für jede Frau in jeder Lebenssituation etwas passendes dabei. Angefangen ganz klassisch beim Kondom über NFP, Zykluscomputer oder die verschiedenen neuen Varianten der Spirale, je nachdem, mit welcher Methode du dich persönlich am wohlsten fühlst.

Bevor wir uns die Methoden gleich genauer ansehen, eines noch vorab: Die Hormonspiralen Jaydess und Mirena, die Drei-Monats-Spritze, das Verhütungsstäbchen bzw. Implantat sowie der Nuvaring sind keine hormonfreien Alternativen!

Sie enthalten alle Hormone, genau wie die Pille. Nur mit dem Unterschied, dass man sie nicht selbstständig absetzen kann, wenn man merkt, dass man sie nicht verträgt. Ein weiterer Mythos, der sich die letzten Jahre etabliert hat, ist: "Die Wirkstoffe der Hormonspirale wirken nur lokal an Ort und Stelle". Das ist nicht wahr, sondern lediglich ein Verkaufsargument! Hormone können nicht lokal wirken! Sie gelangen immer und ausnahmslos auch in deinen Blutkreislauf. Sind sie dort erst mal angekommen, wirken sie - wie auch die Pille - in deinem ganzen Körper! Wechselst du also von der Pille auf Hormonspirale, Drei-Monats-Spritze, Verhütungsstäbchen bzw. Implantat oder Nuvaring kommst du vom Regen direkt in die Traufe!

Die großartige Welt der Kupferspiralen

Leider genießen Spiralen bis heute nicht den besten Ruf. Die fantastische Entwicklung, die sie in den letzten Jahren vollzogen haben, ist weder bei jeder Frau, noch bei jedem Gynäkologen angekommen. Deshalb möchte ich zuerst mit den gängigsten Unwahrheiten aufräumen:

1. drohende Unfruchtbarkeit
2. hohes Risiko für Gebärmutterentzündungen
3. stärkere Menstruation
4. nicht geeignet für junge Mädchen und Frauen, die noch nicht geboren haben

All diese gängigen Befürchtungen sind völlig unnötig und überholt. Früher, als es Spiralen nur in einer Einheitsgröße gab und man noch nicht über Ultraschallgeräte zum genauen Ausmessen verfügte, waren diese Ängste berechtigt, heute jedoch definitiv nicht mehr.

Aktuell gibt es ca. 9 verschiedene Formen der Kupferspirale in jeweils mehreren Größen. Davon sind nur drei Modelle eher für Frauen gedacht, die schon Kinder geboren haben. Die restlichen sechs sind ganz ohne Probleme auch bei jungen Frauen ohne Kinder einsetzbar.
Neben der klassischen T-Form mit geraden

"Armen", gibt es sie auch in Regenschirmform, als Kupferkette oder auch als Kupferball. So gut wie für jede Frau lässt sich hier die richtige Größe und Form finden.

In der Wirkweise sind sie alle gleich. Im Gegenteil zu früher, wo eine Spirale hauptsächlich wirkte, weil sie so groß war, dass sie den Spermien einfach den Weg versperrte, wirken die neueren Modelle durch die Kupferionen. Diese töten die Spermien ab und verhindern somit eine Befruchtung.

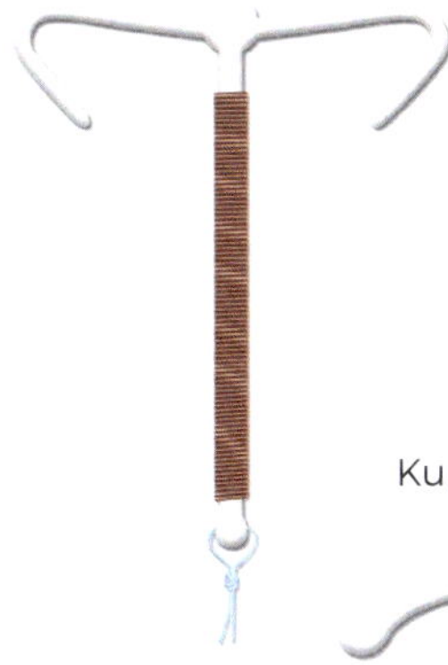

Kupferspiralen

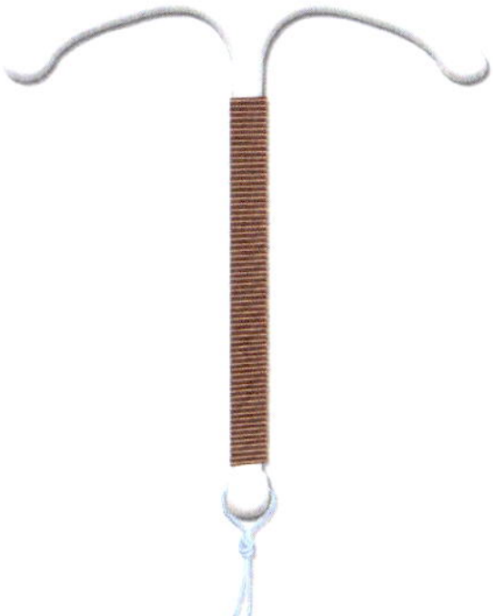

Richtige Form und Größe

Es gibt die verschiedensten Formen und Größen des wichtigsten weiblichen Organs. Tatsächlich sieht die Gebärmutter bei jeder Frau komplett anders aus. Form und Größe verändern sich auch noch im Laufe des Lebens. Deshalb ist es bei der Verhütung mit Intrauterinpessaren mit Abstand das Wichtigste, die passende Spirale (ggf. auch Kette oder Ball) zum jeweiligen Uterus zu finden. Ist die Kupferspirale zu klein, zu groß oder falsch geformt, führt das zu diversen Problemen. Zum Beispiel können Kupferspiralen verrutschen, starke Schmerzen hervorrufen oder zu Entzündungen führen, wenn sie nicht richtig passen. Auch ein Kupferball in der falschen Gebärmutter schmerzt.

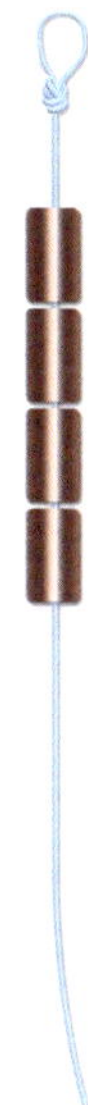

Kupferkette

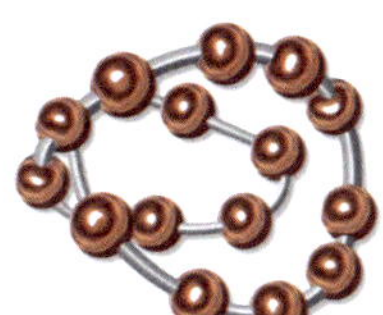

Kupferball

Wichtige Info für Post-Pill-Kupferspiralen!

Wurde die Pille bereits in sehr jungem Alter während der Pubertät eingenommen, kann es tatsächlich sein, dass der Uterus in den ersten Monaten nach dem Absetzen der Pille zu klein ist! Man spricht hier von einem präpubertären Uterus, weil er sich ab Einnahme der Pille in der Pubertät nicht weiterentwickeln konnte. Nach Absetzen der oralen Kontrazeptiva wächst dieses tolle Organ aber wieder. Es dauert ca. 6 - 12 Monate, bis der Uterus seine richtige Größe erreicht hat und dann auch eine Kupferspirale gelegt werden kann!

Selbst wenn er direkt nach dem Absetzen schon „groß genug“ ist, um problemlos eine Spirale zu legen, ist es dennoch ratsam, die besagten 6 Monate zu warten. Die Größe und Form des Uterus können sich nach dem Absetzen immer noch verändern, so dass Kupferspirale dann nicht mehr richtig sitzt!

Symptothermale Methode

Sie ist wohl die mit den meisten Vorurteilen behaftete Verhütungsmethode, die es gibt. Da uns in den letzten Jahrzehnten ununterbrochen eingetrichtert wurde, dass wir ohne Pille, Spritze, Stäbchen oder Spirale nicht sicher verhüten können, ist es fast unvorstellbar, dass es ganz ohne diese Mittel möglich ist. Ist es aber! Frauen, die sich auf diese Art der Verhütung eingelassen haben, sind mehr als zufrieden und voll und ganz überzeugt.

Das Prinzip dieser Verhütungsmethode liegt darin, dass sich durch die Veränderung der Temperatur, des Zervixschleims und des Muttermunds der eintretende Eisprung erkennen lässt und somit auch die Tage des Monats, in denen eine Befruchtung möglich ist. So kann man die fruchtbaren Tage (Überlebensdauer der Spermien eingerechnet) auf ca. 5 - 7 Tage pro Zyklus ermitteln. Während der fruchtbaren Zeit kann man dann zusätzlich mit einem Kondom oder Diaphragma verhüten.

Sind diese Tage vorbei, kann die Eizelle nicht mehr befruchtet werden, und man kann auch ohne zusätzliche Verhütung wieder kuscheln.

Fruchtbarkeit – Eizelle – Spermien

In etwa der Mitte des Zyklus‘ erfolgt der Eisprung (Ovulation), bei dem die Eizelle in den Eileiter übergeht und für ca. 12 - 18 Stunden befruchtungsfähig ist. Kommt es in dieser Zeit zu keiner Befruchtung durch ein Spermium, stirbt die Eizelle ab, und es kann zu keiner Schwangerschaft kommen. Spermien können in der Gebärmutter oder im Gebärmutterhals ca. 3 - 5 Tage überleben. Das bedeutet: Eine Befruchtung kann nur 5 Tage vor und maximal 18 Stunden nach dem Eisprung stattfinden.

Die wohl bekannteste Form der Symptothermalen Methode ist die „Natürliche Familienplanung (NFP) nach Sensiplan“.

Die Entwicklung von Sensiplan begann 1981 an der Heinrich-Heine-Universität in Düsseldorf und wird heute von der Arbeitsgruppe NFP verbreitet, gelehrt und weiterentwickelt. An der Spitze dieser Arbeitsgruppe steht ein interdisziplinär arbeitendes Team: Dr. Ursula Sottong, medizinische Leiterin der Arbeitsgruppe, Ärztin, Gesundheitswissenschaftlerin und NFP-Beraterin, Petra Klann-Heinen, Diplom-Pädagogin und pädagogische Leiterin, Agathe Lülsdorff und Marija Milcic sowie zahlreiche freie MitarbeiterInnen aus diversen medizinischen Bereichen. Sie sind auch Autoren des Buchs „Natürlich und sicher“ und bieten ein bundesweites Kursangebot sowie NFP-Berater. Ursprünglich hieß diese Methode tatsächlich nur „Natürliche Familienplanung“, aber auf Grund des großen Verwirrungspotentials sicherte sich die Arbeitsgruppe NFP den Markennamen „Sensiplan“.

Für die Natürliche Familienplanung nach Sensiplan gab es schon mehrere Studien zur Sicherheit und Anwendung. Laut diesen Studien traten bei 8.647 Zyklen nur drei unbeabsichtigte Schwangerschaften auf. Das entspricht einer Methodensicherheit von 0,4 PI (Pearl Index). Damit liegt Sensiplan bei richtigem Gebrauch auf einem Level mit der Pille.

Diaphragma

Das Diaphragma ist eine kuppelartige flexible Silikonkappe. Es ist ein Mittel zur Empfängnisverhütung für die Frau, das ohne Hormone auskommt. Es gehört zu den Barrieremethoden und verhindert, dass Samenzellen und Eizelle aufeinandertreffen.

Um das zu erreichen, bietet das Diaphragma zwei kombinierte Wirkmechanismen: Zum einen wird es direkt vor dem Muttermund platziert, so dass Spermien diesen nur sehr schwer erreichen können. Sollten doch ein paar starke Schwimmer ihrem Ziel zu nahe kommen, folgt die zweite Hürde: ein spermienhemmendes Gel. Diese Kombination macht den Muttermund für Spermien unzugänglich.

Das Diaphragma wird vor dem Geschlechtsverkehr eingeführt. Das passiert maximal 2 Stunden vorher oder direkt davor. Hierzu wird zuerst ein spermienhemmendes Gel (Spermiostatika) oder eine spermienabtötende Creme (Spermizid) auf die Innenseite des Diaphragma aufgetragen. Anschließend wird es eingeführt und platziert.

Im besten Fall lässt man sich das Diaphragma von einem Gynäkologen oder einer Hebamme anpassen und den richtigen Sitz überprüfen. So besteht keine Gefahr, dass doch was schief geht.

Aktuell gibt es ein Diaphragma in einer Einheitsgröße, das Caya Diaphragma. Diese Größe passt ca. 75 % aller Frauen. Sollte dieses aber nicht richtig passen, gibt es das Milex Diaphragma in etlichen Größen, angefangen bei 60 mm in 5-mm-Schritten bis zu 95 mm Durchmesser. Da sollte tatsächlich für jede Frau das passende dabei sein.

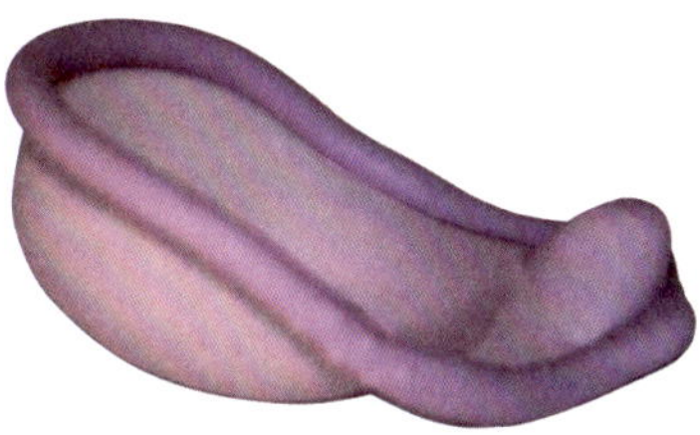

Caya Diaphragma

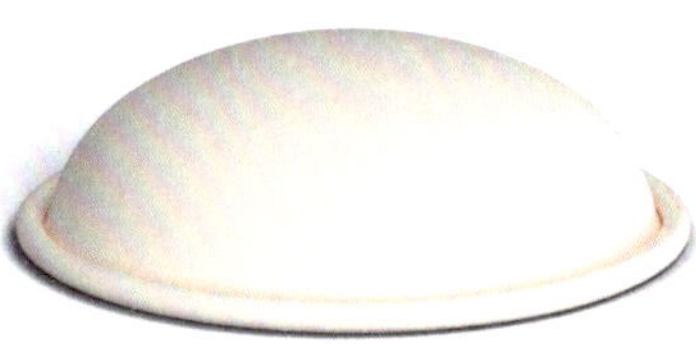

Milex Diaphragma

Zykluscomputer... kleine, tolle Helferlein.

Was sind Zykluscomputer?
Ein Zykluscomputer ist ein nützliches, aber nicht gerade günstiges Hilfsmittel zur automatisierten Feststellung der fruchtbaren Tage, indem sie den monatlichen Zyklus aufzeichnen, analysieren und daraus die fruchtbare Zeit errechnen.

Es gibt verschiedene Varianten dieser praktischen Helfer, die die fruchtbare Zeit mit jeweils anderen Methoden, Indikatoren und Parametern bestimmen. Dementsprechend unterscheiden sie sich auch in der Anwendung und müssen mit verschiedenen Informationen gefüttert werden. Generell zeigen diese Geräte an, ob zusätzlich verhütet werden muss, um eine Schwangerschaft zu vermeiden. Natürlich kann man das Wissen um die fruchtbare Zeit auch zur gezielten Schwangerschaftsplanung nutzen. Meine persönlichen Favoriten sind daysy und myWay.

Soll eine Schwangerschaft absolut ausgeschlossen werden, sind Hormon-Messcomputer wie der Persona nicht zu empfehlen, wie auch vom Hersteller angegeben.

Daysy
Der wohl kleinste, handlichste, niedlichste und auch in der Anwendung leichteste Zykluscomputer auf dem Markt ist daysy! Anders als die gängigen Zyklushelferchen besitzt daysy kein Display. Sie zeigt dir den Status deiner Fruchtbarkeit durch ein einfaches Ampelsystem an.

grün= nicht fruchtbar
rot = fruchtbar
gelb = Zyklusschwankungen
(potentiell fruchtbar)

Auswertung: nur Basaltemperatur
Regulärer Preis: 290,00 €
Rabatt und ausführliche Infos:
auf Generation-Pille.com

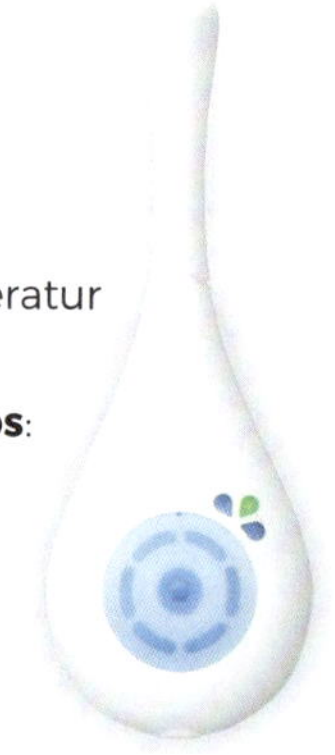

myWay
Der myWay ist ein echter Allrounder! Ein schicker, kleiner Computer mit Touchscreen zur täglichen Eingabe deiner Daten. Zudem ist er mit einem Temperatursensor verbunden, mit dem man morgens bequem seine Basaltemperatur messen kann. Mit dem myWay können nicht nur alle Daten erfasst und ausgewertet werden, die man von der symptothermalen Methode kennt, er kann mehr!

Auswertung: symptothermale Methode
Regulärer Preis: 309,00 €
Ratenzahlung: möglich
Rabatt und ausführliche Infos: auf Generation-Pille.com

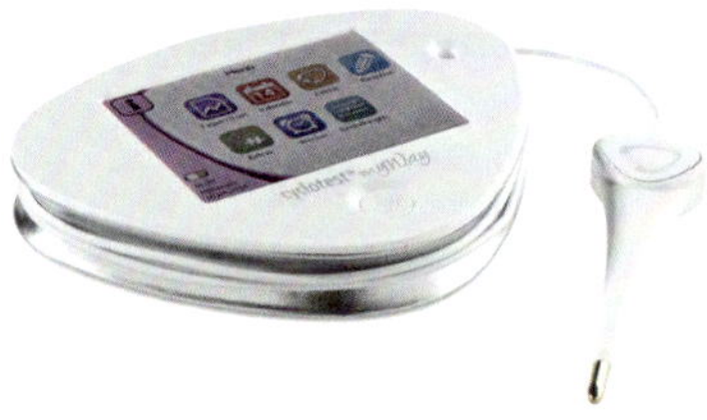

App ist nicht gleich App...

Verhütungsapps sind grundsätzlich eine gute Sache. Sie sind - richtig angewendet - eine hilfreiche Unterstützung bei der Symptothermalen Methode.

Mittlerweile gibt es von diesen Apps wirklich viele auf dem Markt, was die richtige Auswahl sehr schwer macht. Manche dieser Applikationen werten nach gängigen NFP-Regeln aus, andere mit eigens dafür entwickeltem Algorithmus, und wieder andere sind reine Zyklustracking-Apps, die keinesfalls zur Verhütung geeignet sind. Vor der Wahl der richtigen App sollte man sich also dringend die Beschreibung durchlesen, um die Auswertmethode zu ermitteln.

Worauf solltest du achten?
In der App-Beschreibung des App-Stores sollte die Auswertmethode ausgewiesen sein und welche Daten dafür zwingend notwendig sind!

- Die App sollte sich mindestens an der Symptothermalen Methode orientieren.
- Apps, die nur nach Temperatur oder Kalendertag auswerten, würde ich niemals nutzen - außer sie gehören zu einem Zykluscomputer.
- Reine Zyklustracker- oder Periodenkalender-Apps sind nicht für die Verhütung gedacht.
- Mach dir bewusst, dass jede App nur so gut funktioniert, wie du deine Daten eingibst. Weißt du also nicht, wie du deinen Zervixschleim beurteilen oder wie du deine Temperatur messen sollst, mach dich vorher schlau! Sonst kommt es zu Eingabe- und somit zu Auswertungsfehlern.
- Lies dir die Anleitung immer aufmerksam durch und achte auf Messzeit, Messzeitraum und Benennung bzw. Kürzel für die einzutragenden Symptome.

Die Art der Auswertung, also wie der Berechnungsalgorithmus der App programmiert ist, und nach welchem Regelwerk dieser arbeitet, ist ausschlaggebend. Steht bei einer App, sie wertet nach der Symptothermalen Methode aus, bedeutet das, dass sie mindestens drei Parameter von dir benötigt: deine morgendliche Basaltemperatur, deine Periode und deinen Zervixschleim (oder Muttermundbeschaffenheit, je nach App). Das bedeutet jedoch nicht, dass sie nach anerkannten Regeln wie z.B. NFP nach Sensiplan© auswertet, denn die Symptothermale Methode an sich hat keine festen Regeln! Meistens werten Apps, die diese Angaben gemacht haben, also nach eigenem Algorithmus aus.

Steht in einer App-Beschreibung, dass sie regelkonform auswertet, stellt sich also die Frage, nach welchen Regeln sie das tut. Wenn das nicht klar erkennbar ist, wende dich am besten an den jeweiligen Support, um sicher zu gehen.

Apps, die zum aktuellen Stand die Regeln der NFP nach Sensiplan verwenden, sind z. B. myNFP, NEOME, Ovy und Ladycycle.

Post-Pill

Erste Hilfe

Menstruationsschmerzen

Die ersten Zyklen nach dem Absetzen der Pille können eine Herausforderung sein. Der Körper befindet sich sozusagen in einer hormonellen Findungsphase und das kann durchaus mal das ein oder andere Symptom verursachen. Das bedeutet, dass die erste „echte" Periode nach dem Absetzen vielleicht ein bisschen schmerzhafter ausfallen kann. Diese Tatsache sollte dir aber keine Angst machen und bedeutet auch nicht, dass in Zukunft jede Menstruation so stark ausfällt. Es kann sogar sein, dass die erste Periode bei dir absolut keine Schmerzen verursacht. Falls doch, hier meine besten Tipps für Unterleibsschmerzen, nur um auf Nummer sicher zu gehen.

1

Prävention

Hast du dich bis hierher an meine Tipps bezüglich Ernährung, Entgiftung und Stressmanagement orientiert und konntest etwas für dich umsetzen, dann ist der erste und wichtigste Schritt schon mal getan. Tatsächlich führt das alles zu einem ausgeglichenen Hormonhaushalt und somit auch einer angenehmen Periode.

2

Magnesium

Dieser Mineralstoff wirkt entkrampfend und hilft somit super bei menstruationsbedingten Unterleibsschmerzen. Die Anwendung von Magnesium ist sehr vielseitig. Ganz klassisch sind natürlich Magnesiumtabletten. Allerdings kann man mit Magnesium auch ganz hervorragend Fußbäder machen oder Magnesiumöl direkt auf den Bauch/Unterbauch auftragen und einmassieren. Entkrampfend wirken alle Varianten. Zusätzlich kann man auch Lebensmittel mit hohem Magnesiumgehalt essen, wie z. B. Nüsse. Mir persönlich hilft das Öl am besten.

3

Wärme

Das ist ein sehr alter, aber auch sehr wirksamer Tipp: Wärme wirkt entkrampfend und entspannt die Muskulatur. Deshalb ist es hilfreich, sich auf die schmerzhaften Stellen eine Wärmflasche oder ein warmes Kirschkernkissen zu legen. Das gilt übrigens nicht nur für die Schmerzen im Unterleib, sondern auch für die Bereiche, auf die sich der Schmerz eventuell ausdehnt, wie z. B. der untere Rücken. Will man sich draußen bewegen, muss man keinesfalls auf die Wärme verzichten, denn für diese Fälle gibt es ganz tolle selbstklebende Wärmepflaster.

4

Yoga, Stretching oder Hula Hoop

Yoga bietet viele Vorteile. Gerade bei starken Unterleibsschmerzen verkrampft sich der Körper oft unbewusst. Auch wenn dies eine automatische Abwehrhaltung ist, wirkt sich das leider negativ auf die Schmerzen aus. Yoga hilft dem gesamten Körper, wieder zu entspannen. Zusätzlich wirkt es entkrampfend auf die Gebärmutter und stärkt den Beckenboden. Wer kein Yoga mag, sollte sich trotzdem bewegen! Dehnungsübungen und leichtes Stretching zuhause können auch schon sehr gut helfen, oder auch eine Runde mit dem Hula Hoop-Reifen! Beide Alternativen haben den gleichen Effekt auf den Unterleib wie Yoga.

5

Der richtige Tee

Die fabelhafte Welt der Kräuter... es gibt so unheimlich viele grandiose Teesorten, die vor und während der Menstruation ein echter Segen sind. Gänsefingerkraut, Frauenmantel, Schafgarbe, Beifuß, Kamillenblüten, Zitronenmelisse, Ingwer, Brennnessel, Melisse und Basilikum, um nur einige zu nennen. Diese Tees kann man sich je nach Geschmack einzeln zubereiten oder auch auf Heilteemischungen zurückgreifen. Schafft man sich einige dieser Kräuter einzeln an, kann man sie auch nach Belieben mischen. Ich persönlich trinke während der Menstruation über den Tag verteilt Brennnessel-Basilikum- und Ingwer-Minze- wie auch Kamillentee und je nach Lust und Laune immer eine der Fertigmischungen. Ich habe festgestellt: Je mehr Brennnessel- und Ingwertee ich vor Beginn meiner Periode trinke, desto weniger schmerzhaft wird der erste Tag!

Haarausfall

Ein kleines bisschen Haarausfall nach dem Absetzen der Pille ist ganz normal. Das liegt daran, dass jede so drastische hormonelle Umstellung einige Haare aus ihren natürlichen Wachstumsphasen katapultiert. Haare haben tatsächlich auch einen eigenen Zyklus. Vom Haarwachstum bis zum Haarausfall durchläuft jedes einzelne Haar einen Zyklus, der in drei Phasen unterteilt ist: die Wachstums-, die Übergangs- und die Ruhe-/Ausfallphase. Diese Phasen laufen nacheinander ab und wiederholen sich immer wieder. Da sich die Haare immer zeitversetzt in diesen Phasen befinden, haben wir immer genug Haare auf dem Kopf.

Wachstumsphase (Anagenphase)	**Übergangsphase (Katagenphase)**	**Ruhe-/Ausfallphase (Telogenphase)**
Die haarbildenden Zellen geben in dieser Phase chemische Signale an die Haarpapille (unsere „Haarfabrik") ab, was zusammen mit hormonellen Impulsen das Haar wachsen lässt. Ungefähr 80 - 90 % unserer Haare befinden sich in dieser Phase, die zwischen 2 und 8 Jahre dauern kann.	In dieser Phase durchläuft das Haar eine Art Umbauprozess. Es erhält keine Nährstoffe mehr, hört auf zu wachsen und die Haarwurzel bildet sich zurück. In dieser Phase befinden sich ungefähr 1 % unserer Haare, die ca. 1 bis 2 Wochen dauert.	Das Haar ist nur noch lose mit der Kopfhaut verbunden. Haarpapille und -follikel regenerieren sich und sind bereit, ein neues Haar wachsen zu lassen. Dafür muss aber das alte erstmal weg. Es wird abgestoßen und fällt meist beim Kämmen, Bürsten oder Haarewaschen aus. Zwischen 2 - 6 Monate dauert die letzte Phase, die ca. 18 % unserer Haare betrifft.

Das Absetzen der Pille verursacht also, dass einige Haare von der Wachstums- in die Ruhephase gelangen und nur darauf warten, innerhalb der nächsten 2 – 6 Monate auszufallen. Das betrifft aber nie alle, sondern immer nur ein paar und lässt sich leider auch nicht verhindern.

Haarausfall, der darüber hinaus geht, hat meist andere Gründe. Wie du vielleicht in den einzelnen Kapiteln gelesen hast, können sowohl Darm und Leber als auch Vitalstoffmängel, ungesunde Ernährung und überlastete Nebennieren zu Haarausfall führen. Deshalb ist es wichtig, sich mit all diesen Themen zu beschäftigen, um präventiv schon daran zu arbeiten, dass es gar nicht erst so weit kommt.

Falls du aber doch das ein oder andere Haar zu viel verlierst, solltest du dir vielleicht einmal folgende Vitalstoffe genauer anschauen und bei einem gegebenen Mangel mit Hilfe deines Arztes auffüllen: Vitamin B12, Eisen, Zink, Selen, Biotin (Vitamin H), Pantothensäure (Vitamin B5) und Vitamin E.

Pickel

Auch beim Thema unreine Haut und Pickel spielen Ernährung, Darmgesundheit, eine belastbare Leber und Vitalstoffe eine sehr große Rolle. Zur äußeren Anwendung bei Pickeln gibt es aber noch den ein oder anderen Trick. Meine persönlichen Favoriten sind folgende:

Gesichtsdampfbad

Dazu wird eine Schüssel mit heißem Wasser und etwas Teebaumöl mit einem Handtuch so präpariert, dass möglichst viel des aufsteigenden Dampfes auf das Gesicht gelangt – vergleichbar mit einem Erkältungsdampfbad. Die Wärme und das ätherische Öl sorgen für das Öffnen der Poren und reinigen auf sehr tiefer Ebene.

Gesichtsreinigung

Viel hilft nicht immer viel! Statt verschiedene Waschlotionen und spezielle Gesichtsreinigungen auszuprobieren und die Situation mit aggressiven Inhaltsstoffen evtl. noch zu verschlimmern, ist hier weniger mehr! Morgens und abends einfach das Gesicht mit warmem Wasser reinigen und mit einem frischen Handtuch trocknen. Wichtig ist hierbei, jeden Tag oder besser noch nach jedem Waschen ein neues Handtuch zu verwenden, um keine Bakterien im Gesicht zu verteilen.

Gesichtsmaske mit Heilerde

Heilerde ist nicht nur für den Darm sehr wohltuend, sondern auch für die Haut und das sowohl von innen als auch von außen. Für eine Gesichtsmaske mit Heilerde einfach ca. 7 Teelöffel Heilerdepulver mit ca. 2 Teelöffeln Wasser vermengen, bis eine cremige Paste entsteht. Diese aufs Gesicht auftragen, 20-30 Minuten einwirken lassen und anschließend mit warmen Wasser abtragen.

Buch-Tipp: Hautklar – Der Weg zur reinen Haut

Wenn du dich noch intensiver mit deiner Haut beschäftigen möchtest, kann ich dir das Buch „Hautklar – der Weg zur Reinen Haut" von meiner geschätzten Kollegin Sina Hochleutner sehr ans Herz legen.

Übelkeit

Von Übelkeit und Unwohlsein sind einige Frauen in den ersten Zyklen nach Absetzen der Pille betroffen. Das kann sowohl von der Leber, dem Darm als auch von der allgemeinen hormonellen Umstellung kommen.

Die im Buch beschriebenen Schritte sollten das zwar verhindern, aber solltest du aktuell schon an Übelkeit leiden und die Besserung lässt ein bisschen auf sich warten, dann habe ich meinen absolut ultimativen Tipp gegen Übelkeit und Brechreiz im Akut-Fall: Ingwer!

Die Anwendung ist ganz einfach. Entweder machst du dir aus frischem Ingwer einen Tee. Dafür schneidest du einfach ein paar Scheiben von der frischen Knolle ab und übergießt sie mit kochendem Wasser. Wichtig: Lass den Tee 10 Minuten zugedeckt ziehen!

Die Alternative: Schneide dir einen kleinen Würfel Ingwer von der Knolle und kaue ihn so lange, bis die Übelkeit nachlässt.

Kreislauf, Schwindel, Panik

KREISLAUF, SCHWINDEL, PANIK

Einige Frauen leiden nach dem Absetzen der Pille vermehrt unter Kreislaufproblemen und Schwindel. Manche bekommen dann so eine Angst, dass sie darauf mit Panik reagieren und zu den Symptomen noch Herzrasen, Übelkeit und Schweißausbrüche hinzukommen.

Woher kommt das?

In den meisten Fällen kommen diese Symptome von einer schlechten Blutzuckerkontrolle. Ein gesunder fitter Körper, dessen Blutzuckerbalance funktioniert, speichert nach jeder Mahlzeit Glykogen, so dass in Zeiten, in denen keine Nahrungsaufnahme stattfindet, dieser Speicher ausreicht und verbraucht wird, bis die nächste Mahlzeit kommt. So bleibt der Blutzuckerspiegel immer stabil.

Im Post-Pill-Modus kann das anders aussehen...

Die Pille hat einen sehr negativen Effekt auf den gesamten Energiehaushalt. Bei manchen zeigt sich das schon während der Einnahme, bei anderen erst nach dem Absetzen. Der Einfluss auf den Energiehaushalt und die Nebennieren hat zur Folge, dass nicht genügend Glykogen nach einer Mahlzeit gespeichert werden kann. Das kann zu enormen Blutzuckerschwankungen führen, die sich dann entweder in Heißhunger zeigen oder eben in Kreislaufproblemen, Schwindel, Benommenheit und Unwohlsein.

WAS KANN ICH TUN?

Alles im Kapitel „Entlasten" aufgeführte hat schon einen enormen Einfluss auf den Blutzuckerhaushalt. Neben den entlastenden Maßnamen kann man aber durchaus auch mit gezielter Ernährung sehr viel für eine gute Blutzuckerbalance tun.

1. Regelmäßig essen

Lieber fünf kleine Mahlzeiten am Tag als nur drei sehr große. Viele kleinere Portionen über den Tag verteilt verkürzen die Pausen, in denen ein Glykogenvorrat benötigt wird.

2. Reduzierte Kohlenhydrate

Genauer gesagt: morgens wenig, mittags ein bisschen und abends am meisten. Niemals mehr als 5 gehäufte Esslöffel Kohlenhydrate auf einmal, denn das hat einen negativen Einfluss auf die Cortisolkurve und bringt den Blutzucker komplett durcheinander.

3. Genügend Eiweiß

Eiweiß stabilisiert den Blutzucker. Auch gleich morgens zum Frühstück genügend Eiweiß essen, denn morgens wird die Grundlage für den Blutzucker gelegt. Am besten mindestens 50 g reines Eiweiß am Tag.

4. Im Akut-Fall

Den Akut-Fall gilt es natürlich durch die ersten Tipps schon zu vermeiden. Sollte es trotzdem mal dazu kommen, ist es hilfreich, etwas Essbares in der Tasche zu haben. Am besten etwas, das Kohlenhydrate, Fett, etwas Eiweiß und Salz enthält, beispielsweise eine Reiswaffel mit Butter.

Alternativ kannst du deinen Hausarzt oder Apotheker des Vertrauens nach pflanzlichen Kreislauftropfen fragen. Diese können im Fall der Fälle auch unterstützend wirken, beheben aber die Ursache nicht.

Post-Pill Zykluslexikon

Aktivierungsschmerz

Einige Frauen spüren direkt nach dem Absetzen der Pille für einige Tage oder auch Wochen ein immer wieder auftretendes Ziehen im Unterleib: den Aktivierungsschmerz. Ganz einfach erklärt bedeutet das nur, dass deine Eierstöcke langsam aus ihrem „Pillen-Winterschlaf" erwachen und allmählich wieder anfangen, zu arbeiten, und manche Frauen können das auch spüren.

Mittelschmerz

Der Begriff ist vom Zeitpunkt des Schmerzes abgeleitet, nämlich ungefähr in der Mitte des Zyklus. Genauer gesagt, tritt bei manchen Frauen dieses Symptom während des Eisprungs auf und kann zwei Ursachen haben. Zum einen ist es möglich, die Spannung des Follikels zu spüren, denn ein gut gereiftes Follikel wird ca. 2 bis 2,5 cm groß. Da währenddessen aber auch der Eierstock wächst, kann das für Spannungen sorgen, die aber nachlassen, sobald das EI gesprungen ist.

Zum anderen gibt es aber auch Frauen, die eher auf das Einreißen des Follikels reagieren und auf die Flüssigkeit, die sich dadurch in die Eileiter und den Bauchraum ergießt. Das heißt, die Schmerzen können auch erst nach dem Eisprung auftreten. Beides ist absolut unbedenklich, betrifft nicht jede Frau und muss auch nicht in jedem Zyklus spürbar sein.

Eisprungblutung

Während eines Eisprungs kann es zu einer kurzen Blutung kommen. Diese dauert meist nicht länger als 1 - 2 Tage und umfasst nur ein paar Tröpchen Blut. Das muss dich nicht erschrecken, denn es ist völlig normal. Natürlich betrifft auch das nicht jede Frau und auch nicht jeden Zyklus, aber es kann vorkommen. Da die Blutung wirklich minimal ist, brauchst du hierfür keine Hygieneartikel und musst auch keine Angst haben, dass etwas sichtbar „in die Hose geht".

Schmierblutung/Spotting

Schmierblutungen, werden auch Spotting genannt und kommen bei manchen Frauen kurz vor der Regelblutung oder kurz danach vor. Diese Blutungen sind meist eher bräunlich und eher cremig oder klumpig. Schmierblutungen sollten nicht länger als drei Tage andauern, unabhänig davon, ob sie als Ankündigung deiner Periode oder zum Abklingen der Periode auftreten. Ist das Spotting in einem Zyklus mal etwas länger, stellt das auch kein Problem dar. Solltest du aber dauerhaft lange Schmierblutungen haben, ist es ratsam, der Sache auf den Grund zu sehen.

Zervixschleim

Der Zervixschleim ist ein Sekret im Körper der Frau, das von den Drüsen im Gebärmutterhals (Zervix) gebildet wird. Dieser Schleim, auch Weißfluss genannt, verhindert das Eindringen von Keimen in die Gebärmutter und dient gleichzeitig als natürliche Barriere gegen Spermien, die nur während der fruchtbaren Tage im weiblichen Zyklus durch den Schleim hindurch gelangen können. Die Beschaffenheit und Menge des Zervixschleims verändern sich während des Monatszyklus. Direkt nach der Periode ist der Schleim eher weißlich, cremig und klumpig, in Richtung Eisprung gehend wird er immer transparenter, flüssiger oder sogar eiweißartig. Nach dem Eisprung verändert er sich wieder zurück zu weißlich und klumpig.

Übrigens: Nicht bei jeder Frau ist so viel Zervixschleim vorhanden, dass sie ihn täglich in ihrem Höschen oder beim Abwischen auf der Toilette wahrnehmen kann.

Ausfluss

Zervixschleim ist kein Ausfluss! Diese beiden Begriffe werden gerne miteinander verwechselt oder vermischt. Ausfluss ist zwar auch ein Sekret, das durchaus mal auftauchen kann, dieser hat dann aber eine „krankhafte" Ursache. Sobald der Ausfluss unangenehm riecht, juckt oder die Farbe gelblich oder grünlich ist, sprechen wir also nicht von Zervixschleim, sondern von einem Ausfluss. Dieser kann beispielsweise durch einen Vaginalpilz oder eine Infektion entstehen oder auch eine bakterielle Ursache haben, und sollte ärztlich abgeklärt werden.

Gut getrackt ...

ist halb gewonnen!

Körpertemperatur in °C

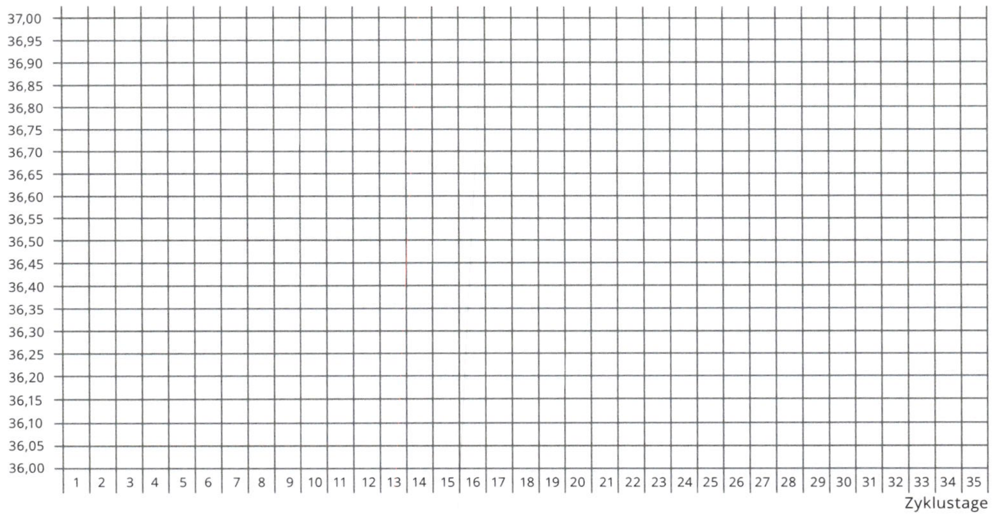

Mens
Zervix

ZYKLUS-INFO

AUFFÄLLIGKEITEN / NOTIZEN

Körpertemperatur in °C

37,00																																			
36,95																																			
36,90																																			
36,85																																			
36,80																																			
36,75																																			
36,70																																			
36,65																																			
36,60																																			
36,55																																			
36,50																																			
36,45																																			
36,40																																			
36,35																																			
36,30																																			
36,25																																			
36,20																																			
36,15																																			
36,10																																			
36,05																																			
36,00																																			
	1	2	3	4	5	6	7	8	9	10	11	12	13	14	15	16	17	18	19	20	21	22	23	24	25	26	27	28	29	30	31	32	33	34	35

Zyklustage

Mens																																			
Zervix																																			

ZYKLUS-INFO

AUFFÄLLIGKEITEN / NOTIZEN

Körpertemperatur in °C

37,00
36,95
36,90
36,85
36,80
36,75
36,70
36,65
36,60
36,55
36,50
36,45
36,40
36,35
36,30
36,25
36,20
36,15
36,10
36,05
36,00

1 2 3 4 5 6 7 8 9 10 11 12 13 14 15 16 17 18 19 20 21 22 23 24 25 26 27 28 29 30 31 32 33 34 35

Zyklustage

Mens

Zervix

ZYKLUS-INFO

AUFFÄLLIGKEITEN / NOTIZEN

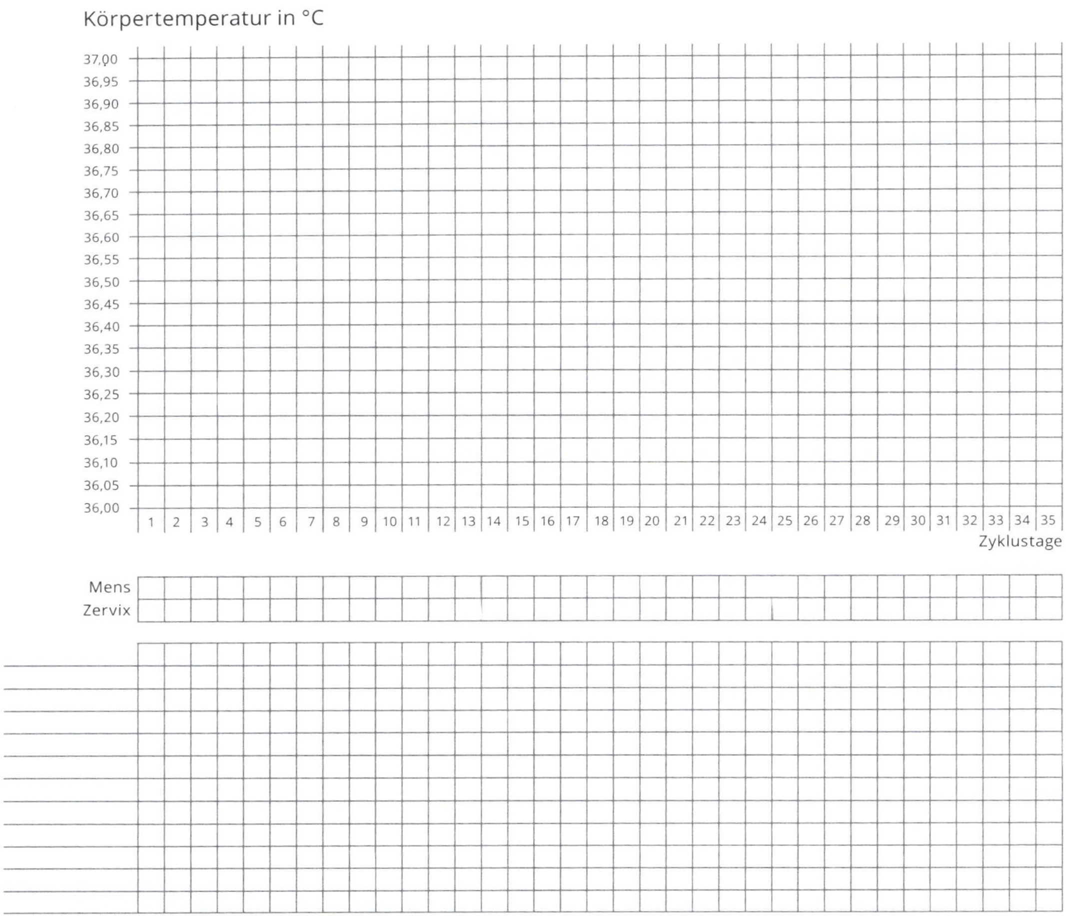

ZYKLUS-INFO

AUFFÄLLIGKEITEN / NOTIZEN

Körpertemperatur in °C

37,00
36,95
36,90
36,85
36,80
36,75
36,70
36,65
36,60
36,55
36,50
36,45
36,40
36,35
36,30
36,25
36,20
36,15
36,10
36,05
36,00

1 2 3 4 5 6 7 8 9 10 11 12 13 14 15 16 17 18 19 20 21 22 23 24 25 26 27 28 29 30 31 32 33 34 35

Zyklustage

Mens

Zervix

ZYKLUS-INFO

AUFFÄLLIGKEITEN / NOTIZEN

Körpertemperatur in °C

37,00
36,95
36,90
36,85
36,80
36,75
36,70
36,65
36,60
36,55
36,50
36,45
36,40
36,35
36,30
36,25
36,20
36,15
36,10
36,05
36,00

1 2 3 4 5 6 7 8 9 10 11 12 13 14 15 16 17 18 19 20 21 22 23 24 25 26 27 28 29 30 31 32 33 34 35

Zyklustage

Mens
Zervix

ZYKLUS-INFO

AUFFÄLLIGKEITEN / NOTIZEN

Körpertemperatur in °C

37,00
36,95
36,90
36,85
36,80
36,75
36,70
36,65
36,60
36,55
36,50
36,45
36,40
36,35
36,30
36,25
36,20
36,15
36,10
36,05
36,00

1 2 3 4 5 6 7 8 9 10 11 12 13 14 15 16 17 18 19 20 21 22 23 24 25 26 27 28 29 30 31 32 33 34 35

Zyklustage

Mens
Zervix

ZYKLUS-INFO

AUFFÄLLIGKEITEN / NOTIZEN

Körpertemperatur in °C

37,00
36,95
36,90
36,85
36,80
36,75
36,70
36,65
36,60
36,55
36,50
36,45
36,40
36,35
36,30
36,25
36,20
36,15
36,10
36,05
36,00

1 2 3 4 5 6 7 8 9 10 11 12 13 14 15 16 17 18 19 20 21 22 23 24 25 26 27 28 29 30 31 32 33 34 35

Zyklustage

Mens

Zervix

ZYKLUS-INFO

AUFFÄLLIGKEITEN / NOTIZEN

nom nom

nom ...

Schoko-Porridge

1 EL Haferflocken
1 EL Buchweizenflocken
1 EL Quinoaflocken
1 EL Rohkakao-Pulver
2 EL Proteinpulver
Mandelmilch
1/2 TL Dattelsirup
Zimt

Kokosflocken
Kakao-Nibs
Banane

Die Flocken, den Kakao und das Proteinpulver in einen kleinen Topf geben und gut mischen. Soviel Mandelmilch dazugeben, dass eine cremige Konsistenz entsteht. Das ganze unter geringer Hitze 2 - 3 Minuten erhitzen. Währenddessen Dattelsirup und Zimt zugeben und alles gut verrühren.

Anschließend mit Kokosflocken und Kakao-Nibs bestreuen und mit Bananenscheiben garnieren. Lecker!

Bone Broth (Knochenbrühe)

2 kg Rinderknochen vom Metzger
1/2 Tasse Bio-Apfelessig
2 Stangen Lauch
4 Karotten
1 Stück Sellerie
2 Zwiebeln
1 Bund Petersilie
1 EL Pfefferkörner
1 Lorbeerblatt

Die Rinderknochen und den Apfelessig in einen großen Topf oder Bräter geben, mit Wasser auffüllen, bis die Knochen bedeckt sind, und 60 Min. stehen lassen. Bei mittlerer Hitze ohne Deckel langsam zum Simmern bringen (es darf nicht kochen!). Aufsteigenden Schaum gleich abschöpfen. Jetzt das geputzte und klein geschnittene Gemüse und die Gewürze zugeben und wieder zum Simmern bringen.

Anschließend den Topf bzw. Bräter in den Ofen geben und ohne Deckel bzw. nicht ganz zugedeckt mindestens 12 Stunden, besser noch 24 Stunden weitersimmern lassen (bei ca. 100 C°, je nach Ofen). Dabei immer mal nachsehen, ob noch alles gut mit Wasser bedeckt ist, wenn nötig, Wasser nachgießen. Zum Schluss alles durch ein Sieb geben und fertig ist die Brühe.

Die Bone Broth kann man entweder gleich verwenden oder auch in Gläser abfüllen und in den Kühlschrank stellen (hält ca. 4 - 5 Tage) oder einfrieren. Sie eignet sich nicht nur als Suppengrundlage, sondern auch als Fond für Soßen oder auch als Geschmacksgeber für Gemüsepfannen.

Knochenbrühe ist ein ganz großer Gesundheitstipp. Sie hat nicht nur heilende Wirkung auf den Darm, sondern ist eine Wohltat für den ganzen Körper. Die sogenannte Bone Broth enthält Kollagen, eins der wichtigsten Proteine, Omega-3-Fettsäuren, diverse Nährstoffe und Aminosäuren. Alles in allem also ein stark unterschätztes, unheimlich gesundes Superfood, das sich toll in die Ernährung einbauen lässt.

!

Pastinaken-Karottensuppe

500 ml Bone Broth
2 Pastinaken
2 Karotten
Salz, Pfeffer, Muskatnuss
Petersilie

Das Gemüse schälen und klein schneiden. Die Bone Broth aufkochen und das Gemüse hinein geben. Ungefähr 15 - 20 Minuten kochen lassen, bis das Gemüse gar ist. Mit Salz, Pfeffer und etwas Muskatnuss würzen und Petersilie zugeben.

Ihr könnt natürlich auch andere Gemüsesorten, Gewürze und Kräuter verwenden.

Hähnchenbrustfilet auf Salat

1 Hähnchenbrustfilet
Olivenöl
1 Romana-Salat
1 Karotte
1/4 Kohlrabi
ein Stück Salatgurke

Für's Dressing:
1 EL Zwiebelwürfel
1 kleine zerdrückte Knoblauchzehe
1 EL Apfelessig
3 EL Olivenöl
etwas Wasser
Salz, Pfeffer
Petersilie

Den Salat gut waschen und putzen. Karotte und Kohlrabi schälen und raspeln. Dann die Salatgurke schälen und in Scheiben schneiden.

Jetzt das Hähnchenbrustfilet unter kaltem Wasser abwaschen, gut abtrocknen und in kleine Stücke schneiden. Etwas Olivenöl in einer Pfanne erhitzen und die Hühnchenstücke darin braten. Mit Salz und Pfeffer würzen.

Während die Hähnchenstücke braten, kann man schnell das Dressing zusammen mixen. Hierfür einfach alle Zutaten für das Dressing in einer kleinen Schüssel zusammenrühren und dann über den Salat geben. Alles gut miteinander vermengen. Zum Schluss noch die gebratenen Hähnchenstücke über den Salat geben, fertig!.

Naan-Brot

140 g Urdinkel-Mehl 630
1 gestrichener TL Weinstein-Backpulver
Prise Salz
1 EL Olivenöl
30 ml Mandel- oder Hafermilch
50 ml Wasser

Alle trockenen Zutaten in eine Schüssel geben und gut vermischen. Dann die flüssigen Zutaten hinzugeben und mit den Händen einen festen Teig kneten.

Den Teig dann in 6 gleich große Teile aufteilen und auf einer mit Mehl bestäubten Arbeitsfläche 6 kleine Fladen formen (ca. 1/2 cm dick).

Diese Teigstücke in eine beschichtete, erhitzte Pfanne (ohne Fett!) geben und bei mittlerer Hitze pro Seite ca. 3 - 5 Minuten backen.

Optional: Wenn man das Naan-Brot als Protein- bzw. Eiweiß-Booster haben möchte, kann man in den Teig auch noch 2 EL Proteinpulver geben. Allerdings muss man dann die Mehlmenge etwas erhöhen, damit der Teig nicht zu klebrig wird.

Brownie Bites

100 g weiche Datteln ohne Stein
40 g gemahlene Mandeln
20 g Haferflocken
2 EL Proteinpulver (optional)
15 g Rohkakao-Pulver
1 TL Vanille-Extrakt oder 1 Vanilleschote
1 Prise Salz

Kakaopulver und Kokosflocken zum Wälzen

Die Datteln klein schneiden und dann mit einem Mixer zu einem Mus pürieren. Das Dattelmus gibt man dann in eine Schüssel und fügt die restlichen Zutaten hinzu. Alles gut miteinander verkneten (mit den Händen oder mit dem Rührgerät und Knethaken). Jetzt formt man kleine Bällchen von ca. 2 cm Größe und wälzt sie zum Schluss noch in Kakaopulver und Kokosflocken. Das Rezept ergibt ca. 10 - 12 Bällchen.

Sollte der Teig zu weich sein, um die Bällchen zu formen, stellt man ihn einfach für eine Stunde in den Kühlschrank. Der Teig wird dadurch fester und besser formbar. Die fertigen Bällchen am besten im Kühlschrank aufbewahren.

Abwandlung: Wenn man sich das Pürieren der Datteln ersparen möchte, kann man auch Dattelsirup verwenden. Hierfür einfach das Rezept leicht abwandeln: Statt 100 g Datteln nur 50 ml Dattelsirup und statt 20 g Haferflocken 40 g nehmen.

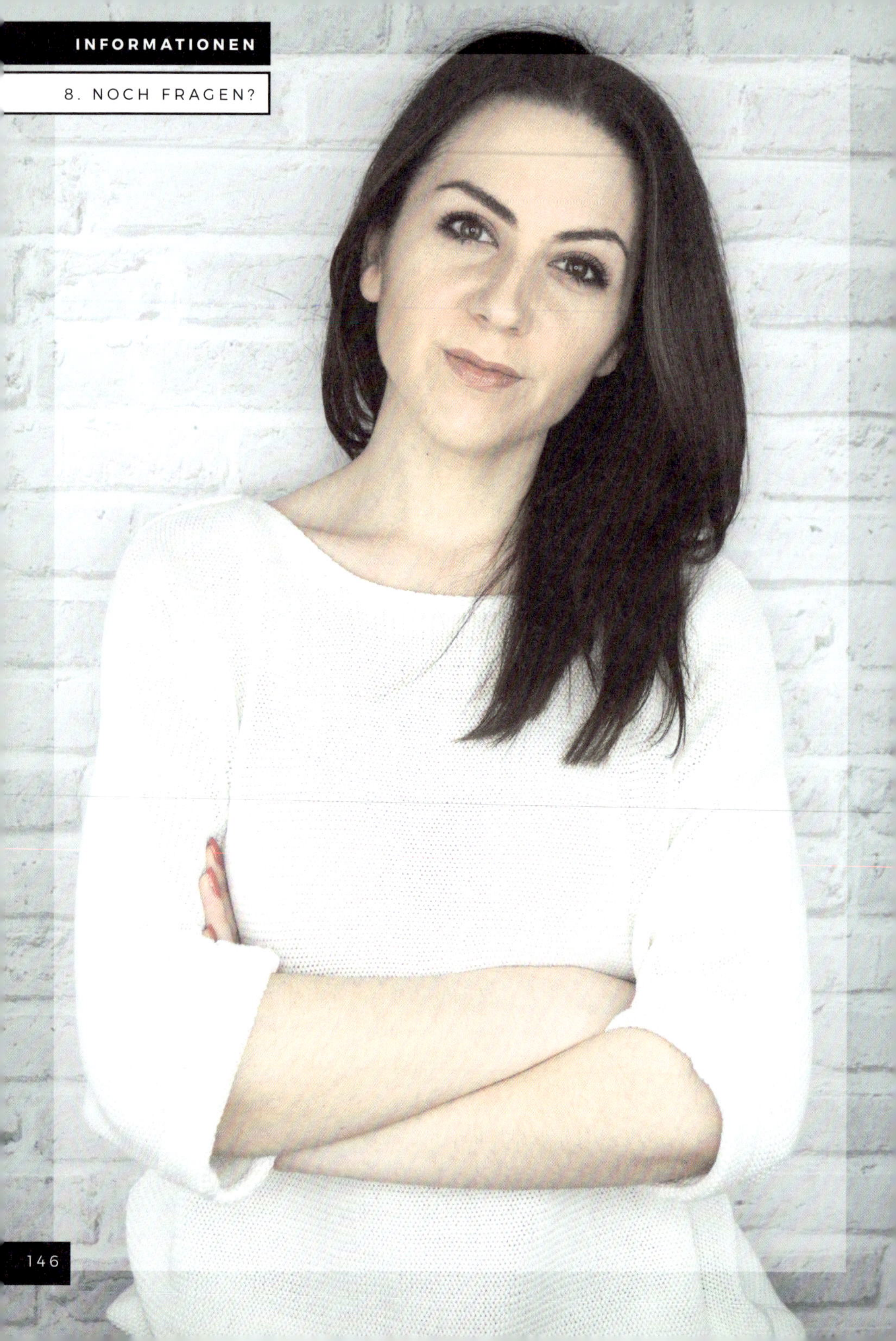

... noch Fragen ?!

Du bist jetzt am Ende dieses Guides angekommen. Vielen Dank für dein Vertrauen und für deine Zeit.

Deine Meinung interessiert mich brennend!
Wenn du mir ein Feedback zu diesem Guide geben möchtest, kannst du das natürlich sehr gerne tun. Mach' das am besten per Mail an:
feedback@byebyepille.de

Bleib up to date:
Auf Generation-Pille.com findest du wöchentlich neue Informationen. Du kannst uns natürlich auch gern auf unserem Youtube-Kanal „Generation Pille", auf Instagram @generationpille oder auf Facebook besuchen.

... hier solltest du mal vorbeischauen!

GENERATION-PILLE.COM
Dieser Blog ist mein Baby! Mit der Gründung dieser Seite im Jahr 2015 begann alles. Dort beschäftigen wir uns mit dem Thema Frauengesundheit mit dem Fokus auf die Aufklärung über die Antibabypille und hormonelle Verhütung. Des weiteren finden sich dort auch immer die aktuellsten und besten Alternativen sowie Infos über natürliche Behandlungsmethoden für hormonelle Erkrankungen. Mittlerweile gibt es auch eine ganze Rubrik zur gesunden Ernährung inkl. toller Rezepte. Also alles, was das Frauenherz begehrt, auf einer Seite gebündelt, immer neu, immer aktuell.
Du findest uns natürlich auch auf YouTube, Instagram und Facebook.

DOCDODO.DE
Frau Dr. Dorothee Struck ist Fachärztin für Frauenheilkunde und Geburtshilfe, Ärztin für Naturheilverfahren und seit 2005 in der eigenen Praxis in Kiel niedergelassen. Auf ihrem Portal veranstaltet sie regelmäßig Webinare zu verschiedenen interessanten Themen wie gesunde Empfängnisverhütung (Diaphragma, NFP, Spirale etc.) oder auch Wechseljahre, häufige Scheiden- und Blaseninfektionen.

PRAXIS-FRAUENGESUNDHEIT.DE/BLOG
Andrea Mohr ist eine fantastische Heilpraktikerin. Sie ist spezialisiert auf ganzheitliche Frauenheilkunde. In ihrer Praxis in Kronberg bei Frankfurt behandelt sie viele Frauen mit hormonellen Beschwerden aus ganz Deutschland. Auf ihrem Blog teilt sie viele gesundheitliche Informationen mit der Frauenwelt.

KATIATROST.DE
Katia Trost ist eine hervorragende Heilpraktikerin aus Hamburg mit dem Spezialgebiet Hormonstörungen und Stoffwechselbalance bzw. ganzheitliche Betrachtung der Hormone in Bezug auf Stoffwechsel, Zellenergie und Mitochondrien. Auf ihrem Blog findet man unglaublich viele Informationen zu dem Thema.

WEARETHELADIES.DE
Auf WeAreTheLadies erklärt euch Maggie die wunderbare Welt der natürlichen Verhütung mit NFP. Für Einsteiger und NFP-Neulinge der perfekte Blog, um sich in die Thematik einzulesen. Maggie schafft es, die natürliche Familienplanung so einfach, verständlich und unkompliziert zu erklären, dass es wirklich jede Frau sofort versteht.

FEMNA.EU
Femna wurde von zwei großartigen Frauen ins Leben gerufen, nachdem sie selbst hormonelle Probleme hatten. Bei Femna gibt es fantastische, hochwertige und leckere Produkte speziell für die Bedürfnisse von Frauen allen Alters. Angefangen bei Heiltees für Menstruationsbeschwerden, Zyklusunregelmäßigkeiten oder PMS, bis hin zu ätherischen Ölen bleibt kein Wunsch offen.

Diese Bücher könnten dich interessieren!

VERHÜTEN OHNE HORMONE
Alternativen zu Pille und Co. von Dr. med. Dorothee Struck

NATÜRLICH & SICHER
Das Praxisbuch der Arbeitsgruppe NFP

FREIHEIT VON DER PILLE
eine Unabhängigkeitserklärung: Essay von Sabine Kray

DIE PILLE
... zu Risiken und Nebenwirkungen fragen Sie Ihren Psychotherapeuten von Theo Ferr

PERIOD REPAIR MANUAL (ENGLISCH)
Natural Treatment for Better Hormones and Better Periods von Lara Briden

WOMANCODE (ENGLISCH)
Perfect Your Cycle, Amplify Your Fertility, Supercharge Your Sex Drive von Alisa Vitti

DAS RUSHING-WOMAN-SYNDROM
Was Dauerstress unserer Gesundheit antut von Libby Weaver

DIE WAHRHEIT ÜBER DIE WEIBLICHE DEPRESSIONEN
Warum sie nicht im Kopf entsteht und ohne Medikamente heilbar ist von Kelly Brogan

WAS IST LOS IN MEINEM KÖRPER
Alles über Zyklus, Tage, Fruchtbarkeit von Dr.med. Elisabeth Raith-Paula

DAS TAGE-BUCH
Die Menstruation – alles über ein unterschätztes Phänomen von Heike Kleen

GRUNDLOS ERSCHÖPFT?
Nebennieren-Schwäche – das Stress-Syndrom des 21. Jahrhunderts von Dr. James L. Wilson

DER BURNOUT-IRRTUM
Ausgebrannt durch Vitalstoffmangel - Burnout fängt in der Körperzelle an von Kyra Hoffmann

DIE SUPERSUPPE
Nährstoffwunder Knochen- und Fleischbrühe von Sally Fallon Morell & Kaayla T. Daniel

DIE WEIZENWAMPE
Warum Weizen dick und krank macht von Dr. med. William Davis

EAT DIRT (ENGLISH)
Why Leaky Gut May Be the Root Cause of Your Health Problems von Dr. Yosh Axe

Danksagung

Eine Danksagung zu schreiben, hat ein bisschen was von der Vorbereitung einer Dankesrede für eine Preisverleihung. And the Ocar goes to... Eigentlich möchte man sich bei der ganzen Welt bedanken und es gibt so viel zu sagen, aber wo fängt man an?

Vielen Dank! #MICDROP

Als ich meiner Familie nach meiner langen und unschönen gesundheitlichen Odyssee eröffnete, dass ich mich jetzt mit einem Blog selbständig machen werde und mir in den Kopf gesetzt hatte, ein Buch zu schreiben, rechnete ich mit Einwänden. Doch es kamen keine. Ganz im Gegenteil. Sie waren nicht nur begeistert, sie waren stolz und sind seitdem meine größte Unterstützung.

Mein Gedanke und meine Intension, aus meiner eigenen Leidensgeschichte etwas Positives entstehen zu lassen und anderen Frauen damit zu helfen, steckte sie sofort an. Meine Familie besteht aus ausnahmslos großartigen, herzlichen, loyalen und unsagbar liebevollen Menschen, ohne die weder der Blog noch das Buch jemals entstanden wären. Ich bin jeden Tag dankbar dafür, von so wundervollen Menschen umgeben zu sein.

#NICHTOHNEMEINEMAMA

Ganz besonders möchte ich an dieser Stelle aber meiner Mutter danken. Sie hat eigentlich mindestens eine eigene Seite mit unendlichen Danksagungen verdient. Meine Mutter ist nicht nur mein größter Fan, die tollste Unterstützung und eine fantastische Mama, sondern auch noch die Mitarbeiterin des Jahrhunderts! Tatsächlich ist meine Mutter nämlich eine absolute Alleskönnerin, die nicht nur meine Lektorin ist und somit jedes Wort, ob auf dem Blog oder im Buch, korrigiert, sie macht auch noch meine Buchhaltung, schneidet und bearbeitet unsere Videos und ist als absoluter Nerd auch noch unsere IT-Abteilung. Also von Herzen: Danke Mama.

WHEN WOMEN SUPPORT EACH OTHER, INCREDIBLE THINGS HAPPEN

Ein großer Dank gebührt definitiv auch meinen persönlichen Heldinnen. Drei Frauen, die ich immer und immer wieder mit medizinischen Fragen löchere. Frauen, die mir immer mit Rat und ihrem unendlichen Wissen zur Seite stehen. Ich bin so unheimlich dankbar, euch auf meinem Weg begegnet zu sein und freue mich auf alle gemeinsamen Dinge, die noch folgen werden.

Andrea Mohr · Dr. Dorothee Struck aka. DocDodo · Katia Trost
Ihr seid großartig, ein Glücksgriff für eure Patienten/innen und eine wahnsinnige Bereicherung für die Welt der Frauengesundheit!

#LASTBUTNOTLEAST

Der wohl allergrößte Dank geht an Dich!
An dich und an jede einzelne von euch wundervollen Frauen, die meinen Blog verfolgt, mein Buch gelesen, mich inspiriert und mir so viel unendliches Vertrauen entgegengebracht haben.

1.000 Dank

Hautklar - der Weg zur reinen Haut

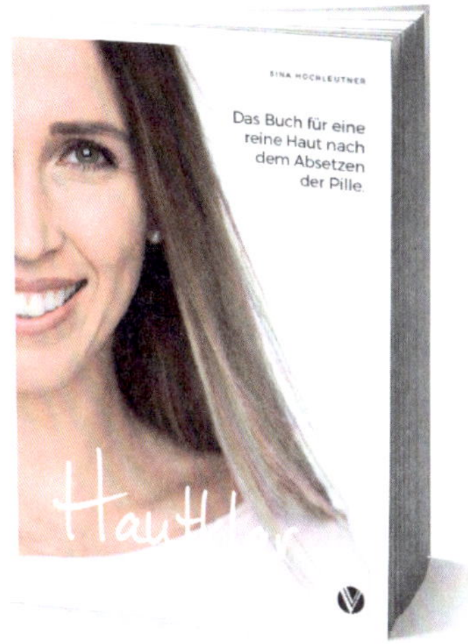

Wenn aus Fremden mit der gleichen Vision Verbündete werden, entstehen großartige Dinge. Sina und ich haben uns gesucht und gefunden. Unsere Geschichten sind unheimlich verschieden, aber dennoch so ähnlich. Während ich nach dem Absetzen der Pille eine hormonelle Horrordiagnose nach der anderen bekam, wurde Sina zurück in die Pubertät katapultiert und kämpfte mit schlimmen Hautproblemen. Genau wie ich nahm auch Sina das als Anlass, der Problematik auf den Grund zu gehen und eine Lösung zu finden. Dieser Background hat uns nicht nur zu guten Freundinnen gemacht, sondern auch zu Geschäftspartnerinnen. Unsere gemeinsame Vision, die Frauenwelt mit wertvollen, gesundheitlichen Informationen zu versorgen, verbindet uns bis heute.

In diesem Buch erklärt meine wunderbare Kollegin Sina Hochleutner nicht nur, warum es nach dem Absetzen der Pille zu Hautproblemen kommen kann, sondern sie verrät auch ihre Geheimwaffen.

„Gerade nach dem Absetzen der Pille haben viele Frauen mit unreiner Haut, Pickeln oder Akne zu kämpfen. Es ist ein Weg der Verzweiflung, denn egal ob teure Kosmetikprodukte oder der Besuch beim Hautarzt, nichts scheint langfristig wirklich zu helfen.
Genauso ging es mir nach dem Absetzen der Pille. Mit meiner Erfahrung als Health Coach und meiner eigenen Geschichte habe ich dieses Buch geschrieben, um Frauen wie dir zu helfen, wieder eine strahlend schöne Haut zu bekommen."